AF311743

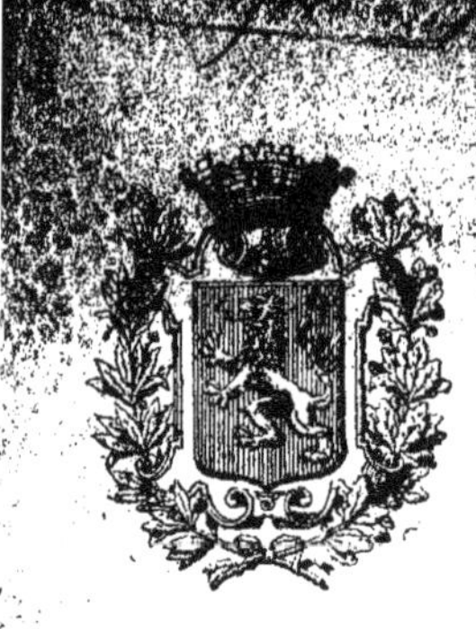

DU TRAITEMENT DE QUELQUES

AFFECTIONS UTÉRINES

CHRONIQUES

PAR LES EAUX DE SALINS-MOUTIERS

PAR LE

Dr Alexis LAISSUS

Médecin-consultant à Brides-les-Bains et Salins-Moutiers

A. H. STORCK, ÉDITEUR

LYON

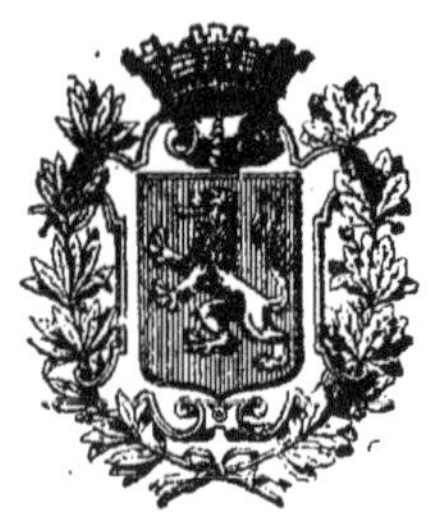

DU TRAITEMENT DE QUELQUES

AFFECTIONS UTÉRINES

CHRONIQUES

PAR LES EAUX DE SALINS-MOUTIERS

PAR LE

Dr Alexis LAISSUS

Médecin-consultant à Brides-les-Bains et Salins-Moutiers

A. H. STORCK, ÉDITEUR

LYON

INTRODUCTION

« Il est peu de maladies, dit le Dr Moeller, qui réclament aussi souvent le traitement balnéothérapique que celles affectant les organes génitaux de la femme. Il est bien vrai que la thérapeutique, médicale et chirurgicale, de ce genre d'affections a réalisé d'immenses progrès dans ces dernières années. Cependant trop souvent encore la guérison radicale ne s'obtient pas par le traitement à domicile. Cela ne tient pas seulement à ce que la maladie résiste aux médications les plus rationnelles : dans beaucoup de cas, le genre de vie de la patiente, ses occupations plus ou moins fatigantes, ses préoccupations plus ou moins nombreuses, tout concourt à entretenir un mal, qui retentit douloureusement sur l'état physique et moral du sujet. Les eaux minérales rendent, dans ces circonstances, des services inappréciables. Le médecin qui saura judicieusement prescrire, en temps opportun, un traitement hydro-minéral approprié, obtiendra souvent des succès vainement poursuivis par les gynécologistes les plus habiles (1) ».

(1) Moeller. — *Traité pratique des Eaux minérales.*

Il est passé de mode, même parmi les médecins, d'afficher un certain scepticisme à l'égard des eaux minérales. Nous ne sommes plus au temps où l'empirisme régnait en maître. L'hydrologie a vu se réaliser dans son domaine les nombreux progrès qui ont transformé la médecine moderne. L'action physiologique des eaux minérales a été mieux étudiée, elle a été soumise au contrôle de l'expérimentation. L'analyse chimique des sources a été reprise presque partout ; elle a confirmé, complété ou rectifié nos connaissances à cet égard. L'observation clinique, recueillie avec toute la précision des méthodes modernes d'exploration, a permis d'asseoir sur une base plus sérieuse les indications thérapeutiques. La chimie biologique sous la haute impulsion de M. le professeur Alb. Robin lui est venue en aide et a permis de pénétrer les phénomènes les plus intimes de la nutrition. La médication hydro-minérale, en un mot, commence à recevoir une sanction scientifique.

Il fut un temps, et il n'est pas très éloigné, où un enthousiasme indescriptible poussait les malades vers les stations allemandes ; la vogue de celles-ci était immense. Nos villes d'eaux encore fort peu connues étaient désertées, et les Français ne craignaient pas d'aller grossir de leurs noms les statistiques des hypodroles germaniques. Cet engouement excessif, cette mode absurde ne cessèrent qu'en 1870. On se prit alors à songer qu'il existait peut-être dans notre pays des eaux qui pourraient remplacer celles d'outre-Rhin. Le monde savant s'émut. Une commission fut chargée par la société d'hydrologie de Paris d'établir un tableau comparatif des eaux françaises et des eaux allemandes. Après une enquête minutieuse,

M. Durand-Fardel, le rapporteur, remettait un long mémoire qu'il terminait par cette phrase : « La France est la seule contrée de l'Europe qui peut se suffire à elle-même pour tout ce qui concerne la thérapeutique thermale, elle n'a besoin dans aucun cas de recourir aux eaux minérales de l'Allemagne ».

A partir de ce moment, un courant contraire se dessina. Les médecins hydrologues publièrent sur leurs eaux de savants mémoires, et l'on vit affluer vers les stations françaises, les malades que la tyrannie de la mode poussait autrefois vers les stations germaniques. Les personnes qui se portaient chaque année vers Carlsbad ou Marienbad pour y soigner leurs voies digestives ou leur foie se rendirent à Vichy, à Brides. Celles que leurs affections utérines dirigeaient vers Kreusnack, vers Hombourg, vers Nauheim allèrent confier leur guérison à Salies-de-Béarn, à Salins (Jura).

Nous venons pour notre part revendiquer en faveur de Salins-Moutiers, station de premier ordre qui n'est malheureusement pas encore assez connue, la même puissance d'action, si elle n'est pas supérieure, dans la plupart des affections gynécologiques à marche chronique.

Ces eaux ne sont pas seulement, comme on tend trop à le croire, les spécifiques de certaines maladies de l'enfance, celles qui relèvent du lymphatisme, de la scrofule : engorgements ganglionnaires, empâtements articulaires, défaut de croissance, tuberculoses torpides locales, elles sont aussi très efficaces dans la plupart des maladies des femmes.

L'idée de ce travail nous a été inspirée par le nombre considérable de guérisons de maladies utéro-ovariennes

que l'on enregistre chaque année à Salins, et par le désir
bien vif de contribuer dans la mesure du possible à faire
connaître une station dont la renommée n'a pas encore
consacré le mérite.

Le regretté professeur Gubler avait en très haute
estime ces eaux chlorurées sodiques qu'il était venu
étudier sur place. Nous ne saurions mieux faire que de
reproduire les lignes qu'il leur consacra dans ses leçons
magistrales:

« Ces eaux ont été indignement oubliées jusqu'à ce jour
par un de ces torts que l'éloignement de la contrée qui les
recèle peut seul expliquer. Ce sont les plus riches eaux
chlorurées sodiques qui existent. Ni l'Espagne ni l'Italie,
ni même l'Allemagne qui se glorifie de Kreusnack, de
Hombourg, de Nauheim, de Kissengen, ne peuvent en
fournir d'aussi précieuses : toutes leur sont inférieures.

« Température élevée, minéralisation concentrée, gaz
en dissolution, quantité déversée chaque jour, tels sont
les caractères supérieurs qui leur valent le premier rang
parmi les eaux chlorurées sodiques et leur assurent un
glorieux avenir. Injustes jusqu'ici par l'oubli que nous
en avons fait, sachons aujourd'hui réparer notre tort et
reconnaître tout le prix qu'elles ont le droit de nous ré-
clamer (1). »

Notre travail sera divisé en six parties qui constitue-
ront autant de chapitres distincts.

1° Historique et topographie de Salins ;

(1) Gubler. — *Cours sur les eaux minérales de France.*

2° Propriétés physiques, chimiques et physiologiques de l'eau de Salins ;

3° Action résolutive des eaux de Salins dans les affections utéro-ovariennes et action de ces eaux sur la nutrition ;

4° Indications générales et particulières des maladies justiciables des eaux de Salins ;

5° Mode d'administration ;

6° Observations.

Le docteur C. Laissus, notre père, a mis à notre disposition pour la rédaction de ce travail, ses notes et ses observations ; nous considérons comme un devoir impérieux de lui en témoigner une fois de plus toute notre gratitude.

Nous prions M. le professeur Laroyenne d'agréer l'hommage de notre profonde reconnaissance pour l'honneur qu'il nous fait en acceptant la présidence de notre thèse.

Que MM. les professeurs Bondet, Renaut, Teissier, que M. le professeur agrégé Roque, à l'enseignement desquels nous avons puisé notre instruction médicale, veuillent bien agréer l'expression de notre respectueuse gratitude.

M. le professeur Condamin en s'intéressant à notre travail nous a donné une marque de sympathie dont nous sentons tout le prix ; qu'il nous permette de l'en remercier bien vivement ainsi que des conseils et des encouragements qu'il n'a cessé de nous prodiguer pendant le cours de nos études.

Durant les six années que nous avons passées loin de notre famille, M. le docteur Debauge nous a accueilli avec tant de sympathie, il nous a donné ses conseils et ses soins avec tant de bienveillance que nous ne saurions lui en témoigner assez de reconnaissance.

Nous n'avons garde d'oublier M. le docteur Linossier qui nous a fourni de précieuses indications de chimie biologique, ainsi que MM. Villard, Sallés, Repelin qui ont mis, avec la meilleure grâce du monde leur savoir à notre disposition.

HISTORIQUE ET TOPOGRAPHIE DE SALINS

Salins paraît avoir été une ville assez importante connue sous le nom de *Salinæ, Salinum, Darentasia.* Il est difficile de fixer d'une manière exacte à quelle époque remonte la découverte de ses sources thermales. Divers documents nous font présumer que bien longtemps avant l'invasion romaine ces eaux servaient déjà à la fabrication du sel et que ce ne fut que plus tard qu'une importante cité prit naissance sur ces lieux.

Invoquant les récits de Polybe, M. Roche et avec lui le docteur Socquet pensent qu'Annibal dut assiéger et prendre Salins l'an de Rome 534, afin de pouvoir continuer sa marche vers les Alpes grecques.

D'autre part, l'histoire romaine nous apprend que plusieurs années avant la conquête des Gaules par Auguste, deux généraux romains, Veterus et Messala Corvinus, ne purent soumettre les Centrons et les Salasses leurs voisins qu'en les privant du sel qu'ils retiraient de la basse Tarentaise, c'est-à-dire de Salins.

Plusieurs siècles se passent, les Barbares envahissent notre pays semant sur leur passage les ruines et la mort. Il nous reste peu de documents sur cette période néfaste, si ce n'est que les Sarrasins occupent la Tarentaise en l'an 939, qu'ils s'y établissent et restaurent le château de Salins auquel ils donnent le nom de Melphe (1).

Vers le milieu du xiᵉ siècle, Salins passe sous la domination de la maison de Savoie.

A la fin du xivᵉ siècle, selon J. Roche, un éboulement se produisit, qui envahit la vallée, engloutit Salins et enfouit ses sources à huit ou dix mètres au-dessous du niveau du Doron. Perdues pendant plus d'un siècle, elles sont retrouvées en 1559 à la suite de fouilles minutieuses ordonnées par le duc Emmanuel-Philibert ; elles sont ensuite amenées à Moutiers : c'est de cette époque que datent les salines de Moutiers.

Successivement exploitées par le gouvernement et par des sociétés particulières, ces salines fonctionnèrent jusqu'en 1866. L'annexion en 1860 de la Savoie à la France ayant supprimé le monopole de la vente du sel et favorisé ainsi dans notre pays l'entrée des sels marins d'un prix inférieur, la production diminua de plus en plus et cessa complètement quelques années plus tard.

Comme le montre ce court aperçu, l'utilisation des eaux de Salins pour la fabrication du sel remonte à la plus haute antiquité. Si l'on cherche à se renseigner au sujet de l'emploi médical de ces eaux dans les temps anciens, on est surpris du manque de documents à cet égard. « Il y a lieu de s'étonner dit le Dʳ Savoyen, qu'on n'ait pas encore trouvé à Salins quelques vestiges de monuments balnéaires que les Romains aimaient à construire dans toutes les sta-

---

(1) Melphe est un mot arabe qui signifie, paraît-il, eau salée.

tions minérales importantes. » Le docteur Gosse, de Genève, dans un article paru en 1838 dans le *Journal de pharmacie*, s'étonne « qu'on n'ait pas encore pensé jusqu'à ce jour à mettre à profit les qualités précieuses des eaux de Salins en fondant un établissement de bains qui rivaliserait avec les institutions de ce genre les plus renommées en Europe. La réussite d'un pareil établissement serait d'autant plus probable qu'il n'existe en Suisse, ni dans les Etats sardes aucune eau minérale qui, par ses propriétés puisse être comparée à celle dont nous parlons ».

L'idée d'utiliser médicalement les eaux de Salins est de date relativement récente. Ce n'est qu'en 1838 qu'une société de Moutiers composée de MM. Savoyen, docteur, Roche, architecte, Blanc, libraire, conçut le projet d'élever un bâtiment thermal sur le lieu même d'émergence des sources : idée heureuse en ce sens qu'on utilisait ainsi, sans aucune déperdition, la haute thermalité, 'la puissante minéralisation de ces eaux et leur richesse surprenante en gaz acide carbonique.

Malheureusement, l'emplacement était peu favorable à la construction d'un édifice de ce genre. Qu'on se figure, située à quelques pas de rochers énormes, une excavation profonde de 8 à 10 mètres, large de 20 mètres à peine, au fond de laquelle bouillonne un véritable torrent d'eau salée. C'est sur le pourtour de cette sorte de cirque que fut construit l'établissement. Commencé en 1839 il ne fut terminé qu'en 1841.

De dimensions forcément restreintes, il ne devait pas tarder à devenir insuffisant. Il ne contenait au rez-de-chaussée que neuf cabines de bains, une salle de dou-

ches, une piscine et un séchoir ; à l'étage supérieur, des
salles d'attente et le logement des employés.

Dans une monographie publiée en 1869, le docteur
C. Laissus trouvait déjà que cet établissement ne répondait
plus aux exigences des nombreux baigneurs qui commen-
çaient à peupler la station. « L'exiguïté du local qui ne
permet pas de plus amples développements, la profondeur
où est situé l'établissement actuel, le nombre croissant
des baigneurs, le nombre de bains relativement petit dont
on peut disposer dans la journée, les exigences du con-
fortable dont chaque baigneur aime à s'entourer et qu'on
trouve maintenant dans toutes les principales stations
minérales, tout concourt à démontrer l'insuffisance de
l'établissement actuel, auquel il faut savoir gré d'ailleurs
d'avoir inauguré l'emploi thérapeutique des eaux de
Salins et d'avoir commencé à vulgariser leurs remarquables propriétés. »

Dès 1874, les eaux de Salins deviennent la propriété
de la Société générale de la Tarentaise qui, après avoir
doté l'Etablissement d'agrandissements considérables, les
exploite jusqu'en 1880, époque à laquelle elles passent,
par voie d'adjudication, dans les mains de Mme Blanc,
de Monaco. A la mort de cette dernière, M. Deville
devient acquéreur des eaux de Salins, il projette et entre-
prend la construction d'un nouvel Etablissement plus
conforme aux exigences de la clientèle qui se fait de plus
en plus nombreuse, puis il céde à son tour en 1894 ces
eaux à une Société lyonnaise. Munie de capitaux considérables, celle-ci ne tarde pas à compléter les travaux
commencés, et aujourd'hui on peut dire que, grâce à
elle, Salins possède une installation balnéo-thérapique de
premier ordre.

**

Autrefois riche et importante cité, Salins n'est plus maintenant qu'un modeste village situé au fond d'une vallée étroite, orientée du nord au sud et enserrée par une double rangée de montagnes de nature gypseuse. Un torrent impétueux, alimenté en partie par les glaciers de la Vanoise, le traverse dans sa longueur. En quinze minutes, le promeneur peut se rendre, par une excellente route ombragée de magnifiques platanes, à Moutiers, chef-lieu d'arrondissement, siège d'un évêché, d'un tribunal de première instance et point terminus de la voie ferrée. Dans la direction opposée et à 4 kilomètres seulement de Salins se trouve la coquette station de Brides.

L'altitude de Salins, au-dessus du niveau de la mer, est de 492 mètres. La moyenne de la température pendant l'été est de 18° à 20° centigrades. L'état sanitaire de la population y est excellent, la race est vigoureuse, les épidémies y sont inconnues.

On respire à Salins un air extrêmement pur, sec dans le milieu du jour, frais le matin et le soir ; la brise de la montagne et le voisinage de forêts de sapins contribuent puissamment à assainir l'atmosphère de cette localité. Salins est un centre d'excursions et de promenades des plus pittoresques.

CARACTÈRES PHYSIQUES

L'eau de Salins, examinée dans un verre, est d'une limpidité parfaite : exposée à l'air pendant un certain temps, elle prend une teinte ambrée sous une faible épaisseur. Vue en masse, comme dans les piscines et les

canaux extérieurs, elle présente une couleur orangée due
au dépôt ferrugineux considérable qui se formé au contact de l'air sur les parois des conduits. Il s'opère en effet,
sous l'influence de l'air, un dégagement de gaz acide
carbonique et alors les carbonates de chaux, de fer, qui
étaient tenus en dissolution par une excès d'acide carbonique, se précipitent et se déposent sur les parois des
récipients sous forme d'une matière ocreuse rouillée.

Ces eaux n'ont pas d'*odeur* bien marquée par un temps
normal ; on a observé toutefois, pendant les jours d'orage,
qu'elles dégageaient une odeur particulière, *sui generis*,
assez analogue à celle qu'on sent au bord de la mer.

La *saveur* de l'eau de Salins est franchement et fortement salée avec un léger goût d'amertume ; cependant,
sa composition gazeuse permet de la boire sans répugnance et la fait supporter facilement, à faible dose, par
les estomacs les plus délicats.

Après quelques instants d'immersion dans cette eau,
la peau devient rugueuse, et les extrémités des doigts et
des orteils ne tardent pas à se sillonner de plis longitu-
dinaux.

La *température* de l'eau de Salins est de 36° centigrades. Il paraît qu'en 1856, à la suite d'un léger trem-
blement de terre, l'eau arriva subitement toute troublée
et que sa température s'éleva, pendant une heure environ,
de 36° à 41°. La densité est de 1,11. Elle marque 1,80 à
l'aréomètre Baumé.

Les travaux de Scoutteten sur l'électrité naturelle des
eaux minérales ne permettent plus de passer sous silence
cette propriété physique. Des expériences faites en 1868,
par le docteur C. Laissus, il résulte que l'eau de Salins

donne naissance à un courant assez intense pour faire dévier d'une façon sensible l'aiguille d'un galvanomètre. Sans attribuer à cette propriété la grande importance que lui donnait Scoutteten, nous pensons qu'elle n'est peut-être pas étrangère à la stimulation que l'eau de Salins imprime à la peau et à la tonification qu'elle produit sur tout l'organisme.

Les eaux de Salins sont excessivement abondantes. Leur débit, d'après M. Pelletan, ingénieur des mines, serait de 6 millions de litres par vingt-quatre heures. Leur quantité égale à peu près le vingtième de toutes les eaux minérales de France En raison de cette abondance, les bains sont donnés à eau courante.

CARACTÈRES CHIMIQUES

COMPOSITION DES EAUX DE SALINS-MOUTIERS

Rotureau, in *Dict. Dechambre*, caractérise les eaux de Salins-Moutiers de la façon suivante : « Eaux chlorurées sodiques fortes, hyperthermales et carboniques fortes. »

Voici l'analyse faite par Lochat, ancien ingénieur des mines :

Chlorure de sodium	10,738
— de magnésium	0,303
— de fer.	0,101
Sulfate de chaux	2,535
— de soude	1,011
— de magnésie	0,555
Carbonate de chaux	0,767
— de fer	0,121
Bromures, iodures, arséniates	traces
Total des matières fixes. . .	16,130
Gaz ac. carbonique.	0,757

Voici une autre analyse très complète faite en 1888, par M. Wilm, l'éminent professeur de la Faculté de Lille.

Chlorure de sodium.	12,4886
— potassium.	0,1696
Sulfate de calcium.	2,0638
— potassium.	0,3950
— magnésium.	0,8460
— lithium.	0,0046
Carbonate de calcium.	0,6488
— fer	0,0136
— magnésium	0,0089
Silice.	0,0332
Arséniate de sodium	0,0007
Phosphates. Bromures. Iodures	traces
Matières organiques et pertes	0,0192
Ac. carbonique des bi-carbonates	0,5906
Ac. carbonique libre.	0,3854
Poids du résidu sec par litre	16,6910
Conversion par le calcul en sulfates	19,6032

Comme le montrent ces analyses, les eaux de Salins-Moutiers possèdent une minéralisation d'une richesse exceptionnelle. Moins chargées en chlorure de sodium, c'est vrai, que celles de Salies-de-Béarn et de Salins (Jura), elles ont sur ces dernières l'immense avantage de la thermalité (36°) et l'incontestable supériorité d'être gazeuses, ce qui permet de les utiliser en boisson. Ces eaux sont en effet très riches en acide carbonique. A la source, une grande quantité de bulles gazeuses vient se dégager à la surface du liquide, produisant ainsi une sorte de bouillonnement continuel. Est-on plongé dans une baignoire, d'innombrables bulles du même gaz viennent tapisser la surface du corps et produire sur la peau une excitation caractéristique. Grâce à la présence de cette quantité d'acide carbonique, l'eau de Salins, à la source surtout, rougit le papier de tournesol.

En 1838, Reverdy a reconnu la présence du *brome* à l'état de *bromure* dans les eaux de Salins ; en 1840, Calloud celle de l'*iode* à l'état d'*iodure de sodium*.

La présence de l'*arsenic* est signalée par les deux analyses précédentes ; toutefois, c'est à Calloud, de Chambéry, que revient l'honneur de l'avoir le premier décelé à l'état d'*arséniate de chaux* et *de fer*. Rotureau, in Dict. Lechambre s'exprime ainsi : « M. Calloud a trouvé dans ces derniers temps que 1 gramme du dépôt ferrugineux humide des eaux de Salins renferme 12 milligrammes 1/2 d'*ac. arsénique.* » En 1858, le Dr Savoyen reconnaît dans ces eaux des sels de *cuivre* et de *manganése*.

M. Langrognet, professeur de chimie à Chambéry, y découvre quelques années plus tard, la *lithine* à l'état de *chlorure de lithium :* il en évalue la quantité à 15 milligrammes par litre. « Il a pu le doser à l'aide de la balance, dit Rotureau, et non avec le spectroscope comme on est obligé de le faire pour presque toutes les eaux minérales contenant de la lithine. »

En somme, le chlorure de sodium est le principe dominant des eaux de Salins-Moutiers, 12 gr. 5 par litre. Viennent ensuite les sulfates de chaux, de soude, de magnésie, le chlorure de magnésium, les carbonates de chaux et de fer, le chlorure et le sulfate de lithium, le bromure et l'iodure de potassium, l'arséniate de sodium, le cuivre, le manganèse, enfin l'acide carbonique dont la quantité est considérable.

Les agents les plus puissants de la thérapeutique semblent donc se trouver réunis dans ces eaux.

PROPRIÉTÉS PHYSIOLOGIQUES

Le chlorure de sodium étant l'élément le plus important des eaux de Salins, celui qui leur donne leur physionomie spéciale, nous croyons utile de jeter un coup d'œil sur ses propriétés physiologiques.

Le *chlorure de sodium* fait partie intégrante de notre organisation ; tous les tissus, toutes les humeurs de l'économie en renferment de notables proportions ; sa présence dans le sang, dans la salive, son élimination par la sueur, par les urines, indiquent assez le rôle qu'il joue dans l'alimentation.

Introduit dans les voies digestives à dose modérée, le sel provoque d'abord la salivation, il active ensuite les fonctions de l'estomac en favorisant la sécrétion du suc gastrique, dont il augmente l'acidité. Des doses plus fortes déterminent une soif vive avec sensation de sécheresse à la gorge ; cette sensation résulte probablement d'une irritation des terminaisons nerveuses de la muqueuse digestive. Son action sur l'intestin est variable suivant la quantité ingérée. Au-dessous de 5 à 6 grammes à la fois, ce sel est astringent, au delà de cette dose, il devient vomitif et surtout laxatif.

Dans le sang, le chlorure de sodium a pour effet d'exercer une action aspiratrice sur les liquides extra-vasculaires, il est endosmotique à un puissant degré, ainsi que l'ont prouvé les belles expériences de Liebig et de Muller (1). Le sel marin a en outre l'importante propriété d'augmenter et de conserver les globules rouges, de favoriser

(1) Muller. — *Archiv. für Anat. und Physiol.* 1856.

l'absorption de l'oxygène et l'élimination de l'acide carbonique, enfin d'accélérer d'une manière énergique l'oxydation des matières azotées, c'est-à-dire l'excrétion de l'urée.

Le rapide aperçu que nous venons de faire des propriétés du chlorure de sodium nous fait déjà pressentir le mode d'action physiologique des Eaux de Salins.

Nous n'insisterons pas sur l'importance thérapeutique d'éléments tels que le *fer*, le *manganèse*, l'*arsenic*, leurs propriétés toniques étant universellement reconnues et utilisées dans les maladies qui sont justifiables de l'emploi du chlorure de sodium : leur action s'ajoute donc à celle du sel marin. La présence de l'*iode* dans les eaux de Salins rend compte de leur puissante action résolutive et fondante dans les engorgements et les exsudats de toute nature.

Les principaux éléments constitutifs de l'eau de Salins nous étant connus, nous allons étudier maintenant l'action physiologique de celle-ci.

L'eau de Salins prise en boisson le matin à jeun, à la dose d'un ou deux verres à bordeaux, provoque légèrement la salivation, rend les digestions plus faciles et plus complètes. A la dose plus forte de quatre à cinq verres, elle produit des effets laxatifs et agit puissamment sur la diurèse. Il est très rare de voir survenir des nausées et des vomissements chez les personnes qui en font un usage interne. Cette eau est très bien supportée même par les sujets délicats ; c'est à notre avis un point de supériorité sur les eaux de Salies-de-Béarn et de Salins (Jura) que l'on ne peut utiliser à l'intérieur qu'après les avoir coupées avec du lait ou du sirop de gomme.

Nous attribuons cette tolérance particulière de l'estomac pour les eaux de Salins-Moutiers à l'action propre de l'acide carbonique qui les rend sinon agréables à boire, du moins très supportables, et aussi à leur thermalité. Les eaux de Salies et de Salins (Jura) ne sont ni gazeuses ni thermales.

Si l'on continue pendant quelques jours l'usage de la boisson à forte dose, on voit souvent survenir de l'irritation du tube digestif avec localisation très marquée à sa partie inférieure, ce qui est dû à l'action congestive du chlorure de sodium et des autres sels sur le système veineux abdominal et hémorroïdal.

Prises en bains, les eaux de Salins stimulent énergiquement la peau et lui impriment une activité toute spéciale. Il suffit souvent d'une demi-heure d'immersion, surtout au début, alors que l'accoutumance ne s'est pas faite, pour voir se produire sur tout le corps une rougeur générale accompagnée de fourmillements et de picotements dans les membres. La présence de bulles innombrables d'acide carbonique qui se forment principalement à la partie externe des membres et dans les régions pourvues de poils, n'est certainement pas sans influence sur cette stimulation. Si le bain se prolonge, on sent des bouffées de chaleur monter à la tête, il se produit des éblouissements et des vertiges qui indiquent un commencement de congestion cérébrale.

Après cinq ou six bains de Salins il survient fréquemment un peu d'agitation générale, d'insomnie, parfois de vives démangeaisons et de petites éruptions cutanées. Ces symptômes atténués de la fièvre thermale se rencontrent surtout chez les sujets sanguins ou chez les personnes dont le système nerveux est très excitable. Il est alors indiqué de faire reposer quelques jours les malades. Ces phénomènes d'excitation et d'agitation sont probablement dus à la haute thermalité des eaux de Salins et aussi à leur minéralisation considérable.

Il est recommandé et il est facile, quand on a affaire à des personnes très délicates et très impressionnables, de modifier soit la chaleur du bain, soit sa minéralisation. Un abaissement de température de huit à dix degrés, ou bien une addition de quelques litres d'eau ordinaire transforment rapidement les effets physiologiques du bain. Excitant à 36°, il devient sédatif à 25° ou 28°.

Et maintenant, comment expliquer les effets physiologiques des bains de Salins :

Les principes minéraux en dissolution sont-ils susceptibles d'être absorbés par la peau ? Cette question importante a intéressé depuis longtemps un grand nombre d'expérimentateurs. Les uns, et de ce nombre citons Delore, Duriau, Homolle, Vuillemin, Wolkenstein, ont fourni des preuves du passage à travers la peau des substances actives contenues dans le bain : les autres, Braun, Poulet, Rabuteau, Bénecke, Parisot, Keller, Plantier, sont arrivés à des résultats négatifs.

La question est aujourd'hui jugée. Les belles expériences de MM. Linossier et Lannois ont établi d'une manière péremptoire : 1° que la peau n'absorbait pas les principes chimiques contenus dans le bain ; 2° que seules les substances volatiles pouvaient pénétrer dans l'organisme à travers la surface cutanée.

Toutefois si les corps en dissolution dans l'eau ne pénètrent pas jusque dans le sang, il est établi qu'ils imbibent les couches superficielles de l'épiderme. Ce travail d'imbibition est favorisé par la chaleur et la disparition de l'enduit sébacé de la peau.

D'après Aubert et Schott les corps dissous dans l'eau pourraient sans être absorbés arriver jusqu'au contact des nerfs qui s'avancent dans l'épiderme près de la surface des vaisseaux.

Quant à l'absorption par les muqueuses et en particulier par la muqueuse génitale, bien qu'elle soit très réelle, elle ne peut à elle seule rendre compte des effets des bains sur l'organisme.

Puisque d'une part les substances salines contenues dans une eau minérale prise en bain n'agissent pas par l'intermédiaire d'une absorption cutanée, puisque d'autre part l'absorption par les muqueuses ne peut à elle seule expliquer les modifications imprimées à l'économie, il faut chercher dans une action directe exercée sur la peau le secret des effets indéniables qu'on obtient avec les bains salins. Nous considérerons donc avec M. Albert Robin « la peau comme une vaste substance nerveuse sur laquelle les solutions salines viennent stimuler, d'une manière variable, les extrémités des nerfs périphériques, et par voie centripète, les centres nerveux régulateurs de la nutrition élémentaire (1). »

(1) Alb. Robin. — *Annales d'hydrol.* Année 1891.

ACTION RÉSOLUTIVE des EAUX de SALINS-MOUTIERS DANS LES AFFECTIONS UTÉRO-OVARIENNES ACTION SUR LA NUTRITION

Quand on veut étudier la valeur résolutive d'une eau minérale, il faut l'envisager au point de vue de sa thermalité, au point de vue de la nature et de la concentration de ses éléments, enfin au point de vue de la manière dont on peut l'administrer.

Nous allons examiner séparément chacun de ces facteurs et essayer de déterminer comment ils interviennent pour modifier les actes nutritifs. « La première condition de l'action résolutive, nous dit Claude Bernard, réside dans la rapidité de la circulation et surtout de la circulation capillaire. » En effet, la résorption résultant d'une succession d'échanges d'activité inégale entre le produit à résorber et l'organisme, et ces échanges s'opérant par l'intermédiaire des liquides contenus dans les vaisseaux, il s'ensuit que plus la circulation de ces liquides et notamment du sang est active, plus la résorption est facile et efficace.

En raison de sa haute thermalité (36°), l'eau de Salins

remplit merveilleusement cette condition. Par l'intermédiaire du système nerveux qu'elle stimule, au niveau de la surface cutanée, elle agit indirectement sur l'appareil vasculaire, en tonifiant les vaisseaux, en activant et régularisant leurs fonctions.

Lorsque le corps est plongé dans un bain de Salins, il se produit d'abord, sous l'influence de la chaleur de ce bain, un resserrement des capillaires de la peau et un refoulement du sang vers les organes centraux ; ce phénomène est dû à un réflexe consécutif à l'excitation périphérique violente causée par la température élevée de l'eau. A ce moment, on constate l'accélération du pouls et des mouvements respiratoires. Mais, presque aussitôt, les capillaires cutanés se dilatent sous l'influence du calorique, le sang, qui s'était porté vers le centre, afflue vers la périphérie, il se produit une congestion intense de la peau, une décongestion compensatrice des organes internes et une disparition complète des phénomènes primitifs.

Cette congestion périphérique se prolonge pendant toute la durée du bain et longtemps après encore, les parties centrales bénéficient de la décongestion relative.

Tous ces phénomènes redoublent d'intensité si, comme dans la douche vaginale, par exemple, on administre l'eau à une température plus élevée. Il se produit alors une véritable dérivation, une révulsion énergique dont il est facile de comprendre toute l'importance.

Sous l'influence de l'élévation de la pression sanguine, du meilleur fonctionnement des vaisseaux, la nutrition déviée se régularise, les éléments pathologiques infiltrés dans les tissus sont repris molécule à molécule par l'absorption interstitielle et entraînés dans la circulation générale par les capillaires ou les lymphatiques.

C'est surtout chez les femmes lymphatiques, à fibre molle, à réaction lente, affectées de produits plastiques, reliquats d'anciennes suppurations pelviennes qu'il est utile de recourir à ces fortes élévations de température, afin d'imprimer un coup de fouet énergique à leur organisme débilité, à leur nutrition languissante.

Le second facteur de l'action résolutive d'une eau minérale est constitué comme nous l'avons vu plus haut par la nature et la concentration de ses éléments.

La minéralisation totale de l'eau de Salins est de 17 gr. environ de sels par litre ; ce chiffre est assez éloquent par lui-même pour que nous n'ayons pas à insister sur l'action résolutive qui résulte d'une telle concentration. Le contact avec la peau d'une eau aussi minéralisée donne une idée de la perturbation qu'elle doit produire dans la circulation, et fait pressentir la nature des troubles d'équilibre profonds qui en seront la conséquence.

Nous nous étendrons davantage sur la nature des éléments constitutifs des eaux de Salins et nous examinerons rapidement le rôle qu'il faut leur assigner dans la production des effets résolutifs qui nous occupent.

Le *chlorure de sodium* doit être placé au premier rang parmi les éléments actifs des eaux que nous étudions, pour la double raison que c'est le sel dominant de l'eau de Salins et que c'est celui dont le rôle thérapeutique est le plus important.

Outre son action tonique et reconstituante qui le recommande dans les affections gynécologiques marquées au coin du lymphatisme et de l'anémie, il y a lieu de prendre en considération ses propriétés laxatives et altérantes. On sait qu'il augmente les excrétions et les sécrétions, qu'il contribue puissamment à l'oxydation des matières azotées, et à l'élimination plus complète des déchets de la nutrition.

Stimulant au plus haut degré, il ajoute son action propre à celle de la thermalité des eaux de Salins et contribue ainsi à activer la circulation par l'intermédiaire des ramuscules nerveux de la surface cutanée. La propriété que possède le chlorure de sodium d'émulsionner les graisses nous permet de nous rendre compte de son action dissolvante sur les productions adipeuses qui se forment si souvent au niveau des organes génitaux de la femme. Enfin, d'après Pétrequin et Socquet, « il rendrait le sang moins coagulable et tendrait ainsi à détruire les dépôts fibrineux qui s'opèrent au sein des organes (1) ».

Le *chlorure de potassium* est le sel par excellence du tissu musculaire, du tissu nerveux et des globules sanguins, c'est un stimulant énergique en même temps qu'un sudorifique et un résolutif. Le pouvoir qu'il a commun avec le chlorure de sodium de saponifier et ultérieurement d'oxygéner les graisses permet de supposer qu'il n'est pas sans action sur la dégénérescence qui s'opère dans certains fibromes utérins.

Le *chlorure de magnésium* que contiennent les eaux de Salins en faible proportion est généralement considéré comme un puissant stimulant. D'après Lebert, il serait purgatif et paraîtrait pousser aux hypersécrétions.

Les *sulfates* ont une action élective toute particulière

___

(1) Pétrequin et Socquet. — *Traité pratique des eaux minérales.*

sur l'intestin. En modifiant directement la circulation
intestinale et pelvienne, ils contribuent à décongestionner
l'utérus et ses annexes.

Les *iodures*, bien qu'en faible quantité dans les eaux
de Salins, ont une action indéniable sur certaines néopla-
sies utérines et péri-utérines. Gubler dit qu'ils activent
les mouvements de dénutrition et détruisent les matériaux
adipeux. « Ils seraient en ceci adjuvants des chlorures
alcalins sur les graisses dans le cas de dégénérescence
graisseuse des fibromes (1). » Ce sont donc des résolutifs
de premier ordre.

Quant aux *bromures*, ils agissent comme sédatifs des
vaso-moteurs utérins. Ils impriment une certaine activité
au mouvement de désassimilation ou de décomposition
organique. Ils facilitent la résolution des exsudats en
s'opposant à l'hyperplasie. Ce sont sans doute ces propriétés fondantes, résolutives, altérantes qui les faisaient
recommander si chaudement par Simpson (2) dans les
fibromes.

Les *arséniates* sont des reconstituants précieux en
même temps que des altérants efficaces dans les affections
des vaisseaux lymphatiques.

Les propriétés physiologiques de ces divers éléments
nous étant connues, leur action intime nous étant révélée,
nous sommes autorisé à affirmer hautement l'action
résolutive de l'eau de Salins qui les contient tous. Doués
isolément d'une action spéciale et probablement d'une
action collective combinée avec la thermalité et un état

---

(1) Versepuy. — *Annales d'hydrologie*.
(2) Simpson. — *Clin. obstétr. et gynécol.*

A. Laissus .   4

électrique particulier, ces différents sels développent au sein de nos tissus des mouvements d'oxydation, de réaction et d'élimination qui mettent en activité tous les émonctoires, donnent une vive impulsion à l'acte nutritif et provoquent le départ hors de l'organisme des matériaux pathologiques déposés dans les tissus.

Nous arrivons maintenant au troisième facteur de l'action résolutive d'une eau minérale, c'est-à-dire à son mode d'administration.

Les effets altérants de l'eau de Salins prise en boisson seront d'autant plus prononcés que la quantité d'eau ingérée sera plus forte et plus longtemps continuée. Administrée en bains, son action sera différente suivant que la température sera basse ou au contraire très élevée. Dans le premier cas elle sera sédative et conviendra aux tempéraments excitables en tonifiant leur système nerveux, dans le second cas elle sera stimulante et sera conseillée aux sujets lymphatiques ou scrofuleux chez lesquels elle agira comme fondante, comme résolutive. C'est dans les mêmes circonstances qu'on pourra renforcer l'action du bain par l'addition de quelques litres d'eau-mère, car nous savons que le pouvoir résolutif d'un bain est en raison de la stimulation cutanée qu'il détermine. Quand on voudra obtenir une dérivation puissante, c'est aux douches générales qu'on s'adressera ; celles-ci seront d'autant plus efficaces que leur force de percussion sera plus intense, leur température plus élevée. La chaleur intervient aussi dans les phénomènes résolutifs produits par les irrigations vaginales : Courty considère l'eau très chaude comme le meilleur décongestionnant du système utérin.

Une médication altérante, dit Durand-Fardel, est celle

qui change la manière d'être de l'organisme en s'adressant aux actes intimes de la nutrition. Nous compléterons donc ce chapitre qui a trait à l'action résolutive des eaux de Salins par l'étude des modifications intimes que ces eaux chlorurées sodiques impriment aux échanges nutritifs. Cette étude nous permettra de saisir pour ainsi dire sur le vif toute la série des transformations qui s'opèrent au sein de l'organisme et qui aboutissent à une amélior..tion remarquable de l'état général et de l'état local des malades qui se soumettent à ce traitement hydro-minéral.

Nous présentons dans le tableau ci-joint les résultats de sept expériences instituées par notre père sur lui-même et sur quelques-unes de ses clientes. Ces analyses d'urine faites avant et après les bains ont été exécutées aussi rigoureusement que possible par M. Raffin, pharmacien à Brides-les-Bains.

Les malades ont pris de vingt-cinq à vingt-huit bains à 35°5 et chaque jour un verre d'eau de Salins en boisson. Le n° 1 n'a pris que huit bains.

Le régime suivi a été celui-ci : Le matin, potage ou café au lait. A midi, potage, un plat de viande, un plat de légumes, comme dessert un fruit et du fromage. Le soir potage, un plat de viande, un dessert. Deux verres de vin coupés d'eau par jour.

Les trois premiers chiffres de chaque colonne indiquent le poids initial, le poids final du sujet, le volume de ses urines dans les vingt-quatre heures. Les cinq chiffres suivants indiquent les rapports des éléments urinaires avant et après le traitement.

Enfin les trois derniers nous montrent les variations des matériaux urinaires par rapport à l'urée également avant et après les bains.

CHIFFRES INDIQUANT LE RAPPORT DES ÉLÉMENTS URINAIRES AVANT ET APRÈS LES BAINS

	1re EXPÉR.	2e EXPÉR.	3e EXPÉR.	4e EXPER.	5e EXPÉR.	6e EXPÉR.	7e EXPÉR.	MOYENNE
Poids initial	»	63 kil.	42 kil.	35 kil.	38 kil.	31 5	30 4	
Poids final	»	64 »	43 1	36 1	38 7	31 9	29 4	
Volume des 24 heures .	0 717	0 685	0 800	0 701	0 848	1 368	0 833	
Urée	0 990	1 088	1 290	0 915	1 220	2 470	1 500	1 353
Acide urique.	0 800	1 275	1 210	1 004	0 763	1 035	1 023	1 01
Acide phosphorique . .	0 813	0 854	1 906	1 090	1 426	1 905	1 085	1 29
Acide sulfurique . . .	2 10	1 286	1 314	1 322	0 972	1 436	1 013	1 33
Chlorure de sodium . .	1 21	1 660	1 702	2 050	1 259	1 940	1 550	1 62
Acide urique . . . . . urée	0 828	1 153	1 »	1 105	0 629	0 424	0 666	0 829
Acide phosphorique. . . urée	0 826	0 737	1 565	1 192	1 176	0 768	0 735	0 999
Acide sulfurique . . . urée	2 111	1 180	1 076	1 450	0 794	0 591	0 666	1 124

Il résulte des expériences qui précèdent que : 1° le *poids* du corps augmente généralement après les bains : cette augmentation se convertit en diminution lorsqu'il survient quelque accident dans le cours du traitement comme chez le n° 7 qui a dû suspendre sa cure par suite d'embarras gastrique fébrile ; 2° le *volume* des urines est considérablement diminué après les bains quand tout se passe normalement. Dans l'expérience n° 6 le traitement a été interrompu par une diarrhée persistante qui a modifié la quantité des urines ; 3° l'*urée* augmente d'une façon appréciable après les bains. Sur les sept cas observés, cinq présentent une augmentation sensible. Le n° 4 a subi une légère diminution difficile à expliquer. Le n° 1 a gardé un état stationnaire que nous attribuons au nombre restreint des bains ; 4° l'*acide urique* est faiblement accru dans cinq expériences et fortement diminué dans les deux autres ; 5° l'*acide phosphorique* est aussi augmenté cinq fois sur sept dans des proportions plus considérables ; 6° l'*acide sulfurique* total est également augmenté six fois sur sept ; 7° quant au *chlorure de sodium*, le tableau nous montre que son taux est considérablement élevé après l'usage des bains de Salins.

De ces données nous pouvons déjà conclure que tous les échanges sont puissamment activés et accrus par le traitement de Salins. Mais comment concilier ces résultats avec l'augmentation de poids presque générale observée chez les sujets soumis au traitement ? Logiquement, les échanges étant augmentés le poids devrait diminuer. Voici ce qui se produit : sous l'action tonique et stimulante de l'eau de Salins, l'appétit augmente, la respiration se fait mieux, la circulation est activée, toutes les fonctions redoublent d'énergie et concourent par leur vitalité plus grande à améliorer la nutrition et à augmenter le poids du sujet.

Mais ce n'est pas tout. Désireux de pénétrer plus avant dans les phénomènes intimes de la nutrition et pressé de savoir si l'augmentation de certains éléments tels que *l'acide urique*, *l'acide phosphorique*, *l'acide sulfurique*, était parallèle à l'augmentation de *l'urée* ou bien si leur accroissement indiquait au contraire un travail de désassimilation aux dépens de divers organes, nous avons établi le rapport de ces éléments à *l'urée* avant et après les bains. Les chiffres que nous avons obtenus sont consignés dans la seconde partie de ce tableau.

Ils nous indiquent clairement que : 1° l'élimination de *l'acide urique* n'est pas proportionnelle à celle de *l'urée*, en d'autres termes que cet élément est diminué après les bains par rapport à l'urée comme le prouvent quatre expériences sur sept. Ce résultat peut être interprété de la manière suivante : l'acide urique total augmente parce que la nutrition totale est accrue par l'usage des eaux de Salins, mais si le *rapport de l'acide urique à l'urée* diminue cela prouve que l'oxydation des matériaux azotés est plus complète ; 2° Même raisonnement pour *l'acide phosphorique*. Si *l'acide phosphorique* total augmente c'est parce que la nutrition totale est également accrue, mais si le *rapport* de cet acide *phosphorique à l'urée* diminue, cela prouve que les organes riches en phosphore subissent une destruction moins active que les tissus azotés ordinaires. Dans nos expériences ce rapport diminue quatre fois sur sept ; 3° L'*acide sulfurique* total comme tous les autres éléments est augmenté parce que la nutrition totale est activée, mais comme le *rapport de l'acide sulfurique à l'urée* est également augmenté cinq fois sur sept, il faut en conclure que l'eau de Salins accélère la désassimilation des organes riches en soufre.

Nous nous sommes permis, pour avoir une vue d'ensemble sur les variations des différents éléments urinaires, de prendre la moyenne de chacun de ces éléments pour les sept expériences.

Nous nous rendons parfaitement compte qu'il est difficile de tirer des conclusions rigoureuses de chiffres aussi dissemblables ; il nous a paru bon néanmoins, pour plus de clarté, de consacrer à cette moyenne la dernière colonne du tableau. On voit ainsi que l'urée est augmentée de 35 p. 100 ; que le rapport de l'acide urique et de l'acide phosphorique à l'urée est diminué dans la proportion de 17 p. 100 pour le premier, de 0,1 p. 100 pour le second ; que l'acide sulfurique est augmenté ainsi que le chlorure de sodium dont l'accroissement est de 62 p. 100.

INDICATIONS DES MALADIES UTÉRINES JUSTICIABLES DES EAUX DE SALINS

Avant d'aborder la description et l'énumération des maladies utérines et chroniques justiciables des eaux de Salins, nous jetterons un coup d'œil d'ensemble sur ces affections prises en général, et nous essayerons de mettre en lumière les caractères qui devront fixer l'attention du praticien et le guider dans le choix d'une station appropriée.

« Par affection chronique du système utérin, dit Tillot, il faut entendre toute altération organique ou fonctionnelle du centre de reproduction chez la femme, révélée par des dérangements menstruels, des douleurs pelviennes et un écoulement de nature variable, apparaissant sur un sujet diathésique ou chlorotique, durant un temps plus ou moins long et s'accompagnant de troubles sympathiques ou de phénomènes généraux qui retentissent sur la santé de la malade (1). »

On voit d'après cette définition la part considérable que fait l'auteur à l'état constitutionnel dans la pathogénie des

____

(1) Tillot. — *Annales de gynécologie*, 1874.

affections chroniques. Sans aller avec lui jusqu'à affirmer que les maladies chroniques de l'utérus se développent toujours sur des sujets en puissance de diathèse, nous reconnaissons que l'état diathésique joue un rôle considérable dans ces affections.

Pourquoi la chirurgie qui s'attaque à la lésion, à l'état local est-elle si souvent impuissante à guérir les maladies génitales ? C'est parce que au-dessus et en dehors de la lésion anatomique il y a un vice constitutionnel à combattre, un état général à améliorer. C'est trop souvent parce que le sujet est scrofuleux, herpétique, arthritique ou tuberculeux que le bistouri n'a pas prise sur la lésion.

Outre les diathèses précitées, qui compliquent fréquemment les maladies utérines et leur impriment un cachet particulier, il y a des affections générales telles que la chlorose et l'anémie, qui jouent aussi un grand rôle dans leur production ou plutôt dans la résistance qu'elles opposent à la guérison. Généralement ces diathèses, ces maladies générales ne sont pas la cause déterminante de la lésion utérine, mais elles l'entretiennent, la nourrissent pour ainsi dire dans un milieu particulier qu'il faut essentiellement modifier, si l'on veut obtenir l'amélioration de l'état local.

Cette influence de l'état diathésique ou constitutionnel sur l'affection utérine paraît si bien établie qu'un grand nombre de cliniciens, entre autres M. le professeur Albert Robin, en font la source presque exclusive des indications au point de vue des cures thermales.

Avant donc de se décider pour une eau minérale, le praticien devra toujours s'enquérir des antécédents de ses malades et tenir le plus grand compte de leur état général. Si le sujet est arthritique, c'est aux eaux bicarbonatées qu'il faudra l'envoyer. Si la femme est herpétique, on lui conseillera les eaux arsénicales; enfin, si on a affaire à une personne anémique, chlorotique et surtout lymphatique et scrofuleuse, c'est aux chlorurées sodiques et en particulier à Salins-Moutiers qu'il faudra songer, parce que les eaux de cette dernière station, par leur haute thermalité, leur puissante minéralisation, leur extrême abondance, enfin leur état gazeux, sont plus appropriées qu'aucune autre à stimuler les tempéraments apathiques, à remonter l'état général débilité, à reconstituer tout l'organisme.

En dehors de l'état diathésique, il est d'autres caractères qui doivent guider le praticien dans le choix d'une station. Durand-Fardel classe les femmes qui sont justifiables du traitement hydro-minéral en deux catégories : les femmes à *tempérament irritable*, et les femmes à *tempérament torpide*. Les premières pourront bénéficier de l'usage des eaux chlorurées sodiques, à la condition qu'on associe à celles-ci un traitement hydrothérapique approprié : bains froids, affusions et douches froides, etc. Les secondes devront être adressées en toute confiance aux eaux fortement minéralisées et riches en principes excitants, tels que le chlorure de sodium; les eaux de Salins en particulier rendront de grands services.

Ces femmes torpides ont en général la physionomie suivante : le visage est pâle, terne, les joues sont bouffies, l'œil est morne et languissant. Les chairs molles et flasques accompagnent une véritable polysarcie, ou bien la peau blanche et rosée coïncide avec une maigreur exagérée. Elles se plaignent de pesanteur dans le bassin, de

leucorrhée abondante. Le sang des règles est souvent dé-
coloré et se confond parfois avec des mucosités glaireuses
dont l'écoulement est incessant. Le toucher ne provoque
pas de douleur, l'utérus est abaissé, quelquefois dévié,
toujours indolent au ballotement. Dans les culs-de-sac
vaginaux, on constate souvent des masses ganglionnaires
peu sensibles à la pression, ainsi que des traînées noueu-
ses indiquant l'engorgement du système lymphatique.

Au spéculum on aperçoit un col généralement largement entr'ouvert, aux lèvres hypertrophiées, criblées de
granulations ou d'ulcérations plus ou moins profondes ;
le museau de tanche est enduit d'un liquide visqueux,
glaireux, dégageant une odeur *sui generis.*

L'état général sans être mauvais est celui d'une personne débilitée ; les règles sont irrégulières, la circulation ralentie, l'appétit très diminué ; et malgré tous ces
symptômes il n'y a généralement pas de réaction générale,
de retentissement marqué sur l'organisme.

Ces malades-là, il ne faut pas craindre de les adresser
aux eaux les plus stimulantes, de les soumettre aux traitements les plus énergiques ; boisson abondante, bains à
température élevée, douches générales, douches vaginales
et rectales, elles supporteront tous ces moyens sans fatigue et sans inconvénients.

A côté de ces femmes au cachet lymphatique, il en est
d'autres dont la physionomie est tout opposée. Chez elles,
c'est l'élément congestif qui domine. Généralement obèses,
elles accusent des bouffées de chaleur à la face, de la
tension dans les organes du petit bassin ; leurs règles
souvent irrégulières se changent parfois en ménorrhagies
ou en métrorrhagies, elles se plaignent presque toujours

d'une constipation opiniâtre. Le toucher révèle ordinairement un col hypertrophié, dur, souvent parsemé de granulations ; les culs-de-sac généralement libres participent quelquefois à la congestion, et deviennent alors tendus, douloureux. Le spéculum laisse voir un col violacé dont l'orifice entr'ouvert laisse échapper diverses sécrétions muqueuses.

Ces femmes congestives bénéficient également largement du traitement par les eaux de Salins, mais il est bon d'atténuer l'action excitante de ces dernières par l'adjonction des eaux de Brides. Ainsi on prescrit généralement à ces sortes de malades des bains de Salins refroidis de six à huit degrés, des douches ascendantes, et des irrigations vaginales très chaudes faites avec de l'eau de Brides.

Les bains frais de Salins ont pour effet de calmer le système nerveux tout en produisant une légère sumulalation sur la surface cutanée ; les douches ascendantes d'eau de Brides, par l'abondance des évacuations intestinales qu'elles provoquent, produisent une dérivation puissante et une révulsion favorable au dégorgement du système utérin et à la résolution de l'organe malade. Les irrigations vaginales très chaudes faites avec de l'eau de Brides agissent énergiquement de leur côté pour décongestionner la matrice, arrêter ou prévenir les métrorrhagies.

Ces indications générales étant posées, nous allons passer en revue maintenant les diverses affections gynécologiques, qui sont du ressort des eaux de Salins. Comme l'indique le titre de notre travail, il ne sera question ici que des maladies chroniques, car on sait que l'acuité de l'inflammation utérine est une contre-indication absolue à toute cure hydrominérale.

Nous débuterons dans cet examen par quelques lignes sur l'influence des eaux de Salins sur les désordres de la menstruation, nous étudierons ensuite leur action sur certaines affections utérines, telles que métrite chronique, défaut d'involution, péri et para-métrite, fibrome ; nous terminerons par quelques considérations sur la stérilité.

TROUBLES DE LA MENSTRUATION — AMÉNORRHÉE DYSMÉNORRHÉE — MÉNOPAUSE — LEUCORRHÉE

Il est dans la vie de la femme deux époques critiques quelquefois très pénibles à traverser ; celle qui précède le développement de la puberté, et celle qui suit la cessation de l'activité du système génital.

Dans notre pays, c'est généralement entre treize et quatorze ans que s'établit la puberté chez les jeunes filles.

La première menstruation apparaît souvent sans orages. A peine peut-on signaler pendant les deux ou trois mois qui la précèdent quelques malaises vagues, quelques douleurs erratiques dans les reins et les cuisses, un certain degré de mélancolie ; puis des poils follets envahissent le pubis et les aisselles, les seins se développent, les règles s'établissent.

Mais tout ne se passe pas toujours aussi facilement. La jeune fille peut dépasser l'âge moyen de la nubilité et sa menstruation ne pas s'établir ; il y a alors *aménorrhée*.

Cette aménorrhée de la puberté peut tenir à des causes innombrables. Tantôt elle est due au défaut de développement des organes génitaux, à l'atrophie des ovaires, à l'état infantile de l'utérus, ou à la sténose du col par exemple ; tantôt elle est la conséquence de l'imperforation de l'hymen ; enfin, et c'est le cas le plus fréquent, l'absence de la menstruation est sous la dépendance d'une maladie générale, telle que la chlorose, l'anémie. On comprend que les eaux chlorurées sodiques en général, et celles de Salins-Moutiers en particulier sont tout à fait impuissantes à combattre l'aménorrhée due à un vice de conformation de l'appareil sexuel. Elles sont absolument indiquées quand l'absence du flux menstruel tient à une faiblesse générale, à la déglobulation du sang, à l'atonie et à l'inertie de l'utérus. Dans ces cas-là, elles triomphent alors même que le fer et les toniques sont sans action. Dans l'aménorrhée des personnes scrofuleuses, les eaux de Salins donneront des résultats inespérés.

Quand la rétention menstruelle est liée à un état pléthorique et congestif, ces eaux conviennent encore très bien, mais il y alors un grand avantage à leur adjoindre celles de Brides qui sont franchement purgatives.

Sans être complètement absentes, les règles peuvent être rares, douloureuses, difficiles ; en un mot produire la *dysménorrhée*. Quelques jours ou quelques heures avant leur apparition, surviennent des phénomènes précurseurs bien connus des malades : sensation de plénitude et de pesanteur dans le petit bassin, douleurs lombaires, coliques sourdes, puis plus aiguës, météorisme abdominal, sensibilité exagérée de la région hypogastrique, etc. Lorsque le sang paraît, il se produit une détente générale. Cependant, dans quelques cas, les douleurs persistent pendant toute la durée des règles. Ces troubles se reproduisent à moins qu'on intervienne par un traitement approprié.

Toutes les femmes atteintes de *dysménorrhée* ne peuvent pas également bénéficier du traitement hydro-minéral. Ainsi, les eaux de Salins restent impuissantes dans les dysménorrhées dues au rétrécissement des orifices interne et externe du col. Elles donnent parfois de bons résultats dans les formes qui sont liées à la présence de polypes fibreux dans la cavité utérine ; mais elles réussissent presque toujours quand la dysménorrhée relève du lymphatisme ou qu'elle est due à une congestion passive des annexes.

Nous avons dit plus haut que la cessation de l'ovulation était pour bien des femmes un moment critique, une période difficile à traverser. En effet, il se produit souvent à cette période d'involution une série de phénomènes plus ou moins graves qui rappellent ceux de la chlorose de la puberté.

Les principaux sont des troubles vagues du système nerveux, des névralgies protéiformes, des douleurs hypogastriques et lombaires, des perversions des fonctions digestives, etc. Chez d'autre femmes ce sont des symptômes congestifs qui dominent. Certaines personnes arrivées au terme de leur vie génitale accusent des bouffées de chaleur à la face, des fourmillements et des tiraillements dans les membres, des troubles circulatoires, de la céphalalgie, des vertiges, etc. Tous ces phénomènes sont dus à des congestions compensatrices qui se font au sein des organes par suite de la suppression du flux menstruel.

Il ressort de cette symptomatologie deux indications bien nettes au point de vue thérapeutique : 1° Il faut combattre par les toniques les troubles de nature chloro-anémique ; 2° Il faut attaquer par les dérivatifs et les résolutifs les accidents congestifs survenant chez les sujets pléthoriques.

En présence de l'innefficacité presque constante des moyens purement médicaux, c'est aux eaux chlorurées sodiques qu'on doit s'adresser dans pareil cas. Leurs propriétés reconstituantes en font des toniques de premier ordre. Par leur action lente, progressive, elles influencent plus heureusement que n'importe quel médicament les fonctions intimes de la nutrition et contribuent plus que tout autre agent à remonter les organismes les plus débilités. D'autre part, on sait combien puissante est leur action dérivative : on l'utilise avec un plein succès toutes les fois qu'il s'agit de décongestionner les organes et d'opérer une révulsion nécessaire à leur dégorgement. Les eaux de Brides sont dans ce dernier cas associées avec avantage à celles de Salins.

La *leucorrhée* est un symptôme tellement dominateur dans l'histoire des maladies utérines qu'elle s'élève souvent au rang de maladie proprement dite ; d'autre part, elle est si rebelle à toute espèce de traitement qu nous n'hésitons pas à lui consacrer quelques lignes.

Idiopathique, ou symptômatique d'altérations diverses de la muqueuse génitale, tributaire de la métrite ou simple catarrhe de l'utérus et du vagin, la leucorrhée ressortira à l'administration des eaux de Salins toutes les fois qu'elle relèvera d'une maladie générale comme la chloro-anémie, ou d'affections diathésiques comme la scrofule et l'herpès. L'état général sera amélioré par la boisson et les bains ; l'état local, par les irrigations vaginales chaudes et prolongées. On peut être d'autant plus hardi dans l'emploi de ce dernier moyen que l'élément inflam-

matoire est absent. Ces injections vaginales, faites avec
de l'eau de Salins surchauffée, ont pour effet de nettoyer
parfaitement les surfaces, de neutraliser l'acidité du
liquide utéro-vaginal, de faire périr les organismes inférieurs si abondants et si variés qui pullulent dans ce
produit de sécrétion et qui jouent d'après Gabler le rôle
de ferments pour transformer le mucus alcalin de la
cavité utérine en pus vaginal acide. La leucorrhée
vulvaire, si fréquente chez les petites filles scrofuleuses
ou dartreuses, trouvera également dans les eaux de
Salins un puissant moyen de guérison.

MÉTRITE CHRONIQUE
DÉFAUT D'INVOLUTION UTÉRINE

Par métrite chronique, nous entendons l'inflammation
chronique de l'utérus dans la plus large acception du
mot, que la lésion soit primitivement localisée au col de
la matrice ou qu'elle ait pour siège le corps de l'organe.

La métrite chronique peut être consécutive à une
métrite aiguë ou se déclarer chronique d'emblée. Les
tendances actuelles sont d'admettre que toutes les inflammations de l'utérus sont d'origine infectieuse, microbienne.
Nous verrons ultérieurement qu'il est bon de réserver
à certaines maladies générales, à divers états diathésiques
une part importante dans la pathogénie des métrites.

Que l'inflammation de l'utérus soit consécutive à des
avortements répétés, ou à des fausses couches à la suite
desquelles on a négligé les soins aseptiques indispensables;
qu'elle soit occasionnée par l'infection blennorrhagique,

par des coïts trop répétés ou par la disproportion des organes génitaux des conjoints, les symptômes qu'elle présente sont presque toujours identiques.

Les femmes atteintes de métrite chronique accusent des douleurs dans la région hypogastrique avec irradiations dans les fosses iliaques, dans le haut des cuisses, sur le trajet des nerfs ilio-lombaires.

Ces douleurs sont sourdes, persistantes, gravatives ; elles donnent lieu à une sensation de poids, de plénitude au niveau du périnée et dans le petit bassin ; la marche, un effort, un cahot de voiture, un simple faux pas les exaspère.

Les malades se plaignent de pertes blanches entre leurs époques menstruelles ou à l'approche de leurs règles. Ces dernières, souvent irrégulières, sont tantôt diminuées tantôt prolongées : elles s'accompagnent ou s'annoncent généralement par quelque exaspération des douleurs.

Il n'est pas rare de voir ces femmes accuser des troubles digestifs les plus divers, depuis la simple dyspepsie jusqu'à la dilatation d'estomac. Dans la majorité des cas la constipation est la règle.

Par l'examen direct, on constate au toucher que le col est augmenté de volume et altéré dans sa consistance. Il est plus gros, plus ouvert, parfois onctueux et velvétique lorsqu'il présente une surface ulcérée ; dans d'autres cas il est criblé de petites granulations qui sont des kystes glandulaires. Le doigt constate en outre des déchirures sur l'importance desquelles les gynécologistes américains insistent beaucoup. L'exploration digitale n'est pas douloureuse, mais celle qui consiste à imprimer un mouvement de ballottement à l'utérus en

faisant basculer le col provoque parfois de vives souf-
rances ainsi que l'ont signalé Gosselin et Pozzi.

Au spéculum on aperçoit un col hypertrophié, changé
de forme. On voit sortir de l'orifice du museau de tanche
un liquide visqueux ressemblant à du blanc d'œuf, quelquefois transparent, le plus ordinairement strié de pus
ou complètement puriforme.

Telle est, dessinée à grand traits, la physionomie de la
métrite chronique dans toute sa simplicité. On prévoit
quelle perturbation, quelle détérioration doit fatalement
produire dans tout l'organisme un pareil cortège de symptômes. « Les douleurs qui empêchent l'exercice, la
dyspepsie qui est un obstacle à l'alimentation, l'état du
système nerveux qui a une influence dépressive sur la
nutrition, tout concours à altérer rapidement la santé
générale d'une femme atteinte de métrite chronique et à
lui donner l'aspect habituel des chloro-anémiques (1). »
Arrivée à cette période, la maladie n'est plus à l'utérus,
elle est dans l'organisme.

Que si la métrite se déclare chez des femmes dont la
constitution est empreinte d'un état diathésique déter-
miné, tel que la scrofule, l'herpétisme, et qui de ce fait
ne sont pas dans un état de résistance suffisant, les
désordres généraux sont encore plus accentués.

La première indication thérapeutique qui se dégage de
ces données, c'est qu'il faut avant tout modifier ces conditions constitutionnelles primitives ou secondaires parce
qu'elles constituent l'obstacle le plus formel à la guérison de la maladie. « Dans le traitement de la métrite

----

(1) Pozzi. — *Traité de gynécologie*

chronique, dit Gubler, l'état général du sujet prime quelquefois la lésion locale : et l'on doit se préoccuper de modifier ou de reconstituer l'économie plus encore que de réduir` directement la congestion utérine (1). »

Le savant professeur préconise à ce propos les eaux de Salins-Moutiers dans les métrites scrofuleuses : il les préfère, à cause de leur thermalité et de leur minéralisation supérieure, à celles de Kreusnack dont « l'eau froide, à peine dégourdie, et médiocrement chargée ne mérite à aucun point de vue la vogue dont elle jouit encore parmi nous. Les piscines de Salins-Moutiers, ajoute-t-il plus loin, alimentées par une eau thermale toujours courante et fortement minéralisée, offrent un mode de balnéation spécialement approprié au traitement des maladies des femmes (2). »

Comme modificatrices de l'état général, les eaux de Salins jouent donc, de l'avis de Gubler, un rôle de premier ordre.

Nous avons vu plus haut quelle suractivité elles imprimaient aux échanges nutritifs, quelle ampleur elles donnaient à la respiration, quelle force au cœur, quelle tonicité à tous les organes ; elles répondent ainsi merveilleusement à la première indication du traitement des phlegmasies utérines arrivées à leur période de chronicité. Mais ce n'est pas tout.

Indépendamment de cette action puissante sur la nutrition générale, les eaux de Salins-Moutiers en exercent une autre, directe celle-là, sur la maladie elle-même.

(1) Gubler. — *Traitement hydriatique des malad. chron.*
(2) Gubler. — *Loc. cit.*

Employées en bains et surtout en douches vaginales, elles décongestionnent l'utérus, elles modifient la vascularisation de cet organe, et contribuent par la stimulation énergique qu'elles impriment à la circulation cutanée, à la résorption des produits plastiques qui se sont formés au sein de l'organe gestateur.

Bien plus, par leur température élevée, par la pureté presque absolue de leurs éléments filtrés à des profondeurs souterraines qui les mettent à l'abri des invasions parasitaires, par les principes variés qu'elles contiennent, les eaux de Salins agissent à la façon d'un antiseptique naturel sur la lésion anatomique. Douées d'une action topique remarquable, elles modifient d'une façon presque constante les écoulements pathologiques dont la matrice est le point de départ, elles détergent le col des sécrétions anormales qui l'encombrent, elles influencent en un mot de la manière la plus favorable les symptômes locaux de la métrite.

Comme le dit Durand-Fardel, le traitement de la métrite est surtout balnéaire. Les bains de Salins et les bains de piscine prolongés sont particulièrement efficaces. Chez les personnes lymphatiques ou scrofuleuses, on obtient des résultats surprenants par l'administration d'irrigations vaginales très chaudes. Toutefois cette médication énergique ne convient pas à tous les sujets ; nous conseillons même aux femmes très nerveuses de s'en abstenir.

Quand la métrite est compliquée de dyspepsie, de constipation, de lithiase biliaire ou qu'elle survient chez des personnes pléthoriques, on retire les plus grands avantages d'associer aux bains de Salins l'eau purgative de

Brides prise en boisson et en douches rectales. Sous l'influence de ce traitement, la constipation cesse, la circulation veineuse abdominale devient plus active, il se produit du côté de l'intestin et de la vessie une révulsion
éminemmeut favorable au dégorgement du système
utérin et à la résolution de l'organe malade.

*
* *

On appelle *subinvolution utérine* l'hypertrophie
due à l'arrêt d'évolution rétrograde que subit naturellement l'utérus après l'accouchement. Elle s'observe fréquemment chez les nouvelles accouchées qui ne prennent
pas les précautions aseptiques que nécessite leur état, qui
se lèvent trop tôt ou qui se livrent trop vite à des travaux
au-dessus de leurs forces. Leur matrice, au lieu de
revenir à ses dimensions normales, reste lourde, volumi-
neuse, hypertrophiée. Cet état peut subsister des mois,
même des années et entraîner à sa suite les désordres les
plus graves. Les versions et les flexions utérines ne recon-
naissent bien souvent pas d'autre origine.

La malade éprouve, depuis la naissance de son dernier
né, des désordres de menstruation, une sensation de pesanteur dans le bassin ou de douleur dans le rectum, une
faiblesse inaccoutumée dans les membres inférieurs. Une
leucorrhée plus ou moins abondante s'ajoute quelquefois
aux symptômes précédents.

Si l'on pratique la palpation bimanuelle, on sent un
utérus élargi dans tous les sens et uniformément épaissi.
L'hystéromètre pénètre avec la plus grande facilité et évo-

lue à l'aise dans la cavité utérine; celle-ci mesure en général plus de six à sept centimètres.

Le diagnostic établi, quelles indications doit remplir le traitement :

1° Diminuer la congestion passive des organes pelviens;

2° Obtenir la résorption du tissu musculaire hyperplasié.

Comme nous l'avons indiqué déjà à propos du traitement de la métrite chronique, nous combattons ici la stase veineuse des organes pelviens au moyen des bains de Salins prolongés, nous régularisons ainsi la circulation générale au profit de la circulation utérine. Si la malade a des tendances à l'obésité ou si elle est sujette à la constipation, nous désobstruerons son intestin par l'emploi des douches ascendantes d'eau de Brides. Enfin, pour favoriser la désassimilation nutritive des tissus hypertrophiés, nous avons recours aux propriétés révulsives et résolutives de l'irrigation vaginale d'eau de Salins très chaude, prise dans le bain et durant autant que lui.

On retirera également de grands avantages de compresses d'eau de Salins concentrée appliquées sur la région hypogastrique. Comme traitement complémentaire, la columnisation du vagin rendra de signalés services quand le défaut d'involution s'accompagnera de paramétrite ou de déviations de l'utérus.

PHLEGMASIES PÉRI-UTÉRINES
PÉRI-MÉTRO-SALPINGITES CHRONIQUES — ANNEXITES
PARAMÉTRITES — DÉVIATIONS ADHÉRENTES

Sous la dénomination de *péri-métro-salpingite* nous comprenons toutes les phlegmasies diffuses qui envahissent les tissus voisins de l'utérus, ligament large, cul-de-sac de Douglas, tissu cellulaire pelvien, etc., et qui sont consécutives à l'inflammation de la matrice, des trompes ou des ovaires. Voici en général comment elles se déclarent.

Sous l'influence de principes septiques, la trompe ou l'ovaire, quelquefois les deux réunis, s'enflamment et suppurent. Des adhérences intimes se forment entre ces organes malades et les parois pelviennes; le pus se fait jour à travers le tissu cellulaire du petit bassin, ou s'infiltre entre les feuillets du ligament large, donnant naissance à des accès pelviens, à des phlegmons, à des foyers de suppuration au sein des tissus avoisinants. Ces abcès, ces phlegmons, ces foyers de suppuration s'ouvrent à leur tour et leur contenu s'élimine par des fistules qui font communiquer la poche avec le vagin, au niveau du cul-de-sac de Douglas, ou bien avec le rectum.

Si le développement de l'abcès s'accomplit peu après l'accouchement, quand les annexes, soulevées par l'ascension de l'utérus gravide ont une tendance à se porter en avant, la suppuration peut se faire jour dans la loge antérieure du petit bassin, et après s'être étalée dans la cavité de Retzius, fuser vers le pli de l'aine ou l'ombilic (1). »

(1) Pozzi. — *Traité de gynécologie.*

A. LAISSUS

Ces diverses phlegmasies péri-utérines et péri–annexielles, à leur période aiguë, ne sont guère justiciables que du traitement chirurgical. L'indication formelle est d'évacuer le pus aussitôt qu'il est collecté, on évitera ainsi les accidents redoutables qui pourraient résulter d'une suppuration prolongée et livrée à elle-même. Les eaux chlorurées sodiques sont à ce moment absolument contre-indiquées, il faut laisser le bistouri et le temps faire leur œuvre. Mais que les phénomènes inflammatoires viennent à disparaître pour faire place à un état chronique, qu'il subsiste au niveau des tissus péri-utérins des résidus de suppurations anciennes impossibles à résorber, des brides, des cicatrices douloureuses, les eaux de Salins-Moutiers seront appelées alors à rendre d'inappréciables services.

La suppuration n'est pas le mode de terminaison fatal de ces phlegmasies péri-annexielles. Dans nombre de cas, l'inflammation dont la trompe ou l'ovaire sont le siège, tout en se propageant aux régions voisines, n'y détermine qu'un certain degré d'empâtement, d'induration des tissus. Sous l'influence des antiphlogistiques et des révulsifs la résolution ne se fait généralement pas attendre; mais elle est quelquefois incomplète; il reste alors longtemps après la disparition de ce processus morbide des exsudats divers, des produits plastiques qu'il importe à tout prix de combattre par d'autres moyens si l'on ne veut voir survenir des troubles graves dans la santé générale et surtout dans le système nerveux de la femme qui en est atteinte.

C'est dans ces conditions qu'on s'adressera avec avantage aux eaux *résolutives* de Salins-Moutiers.

« Parmi les suites les plus fréquentes et les plus fâcheuses de ces phlegmasies pelviennes nous citerons en premier lieu la *douglassite*. On désigne sous ce nom l'inflammation chronique du cul-de-sac recto-utérin avec rétraction de ses divers éléments constitutifs.

« Dans cette affection, dit M. Condamin, les lésions portent sur le péritoine, sur le tissu sous-péritonéal et enfin sur les ligaments utéro-sacrés toujours plus ou moins rétractés (1). » La cavité de Douglas est en partie oblitérée par des résidus et des néo-membranes inflammatoires qui se transforment à la longue en brides, en cordons plus ou moins résistants.

Ces divers produits pathologiques sont parfois assez abondants pour supprimer le cul-de-sac postérieur et pour empiéter même sur les culs-de-sac latéraux. On conçoit dès lors avec quelle facilité l'utérus, attiré en arrière par ces éléments rétractés, contractera des positions vicieuses. Le plus souvent c'est la rétroversion qui se produit : quelquefois l'antiflexion quand les tractions sont exercées sur l'isthme du col.

Les symptômes auxquels donne lieu la *douglassite* rappellent en partie ceux des annexites. Ce sont des douleurs extrêmement vives dans les fosses iliaques avec irradiations vers les lombes et les cuisses, survenant à la suite du moindre effort. Au moment de la défécation, ces douleurs se transforment en de véritables tortures.

« Le rectum bridé par les deux ligaments utéro-sacrés rétractés est considérablement réduit. Aussi, lors du passage des matières, il se produit des tiraillements sur les

______

(1) Condamin. — *De la Douglassite.*

repli de Douglas et sur la gangue fibreuse cicatricielle qui remplit le cul-de-sac en provoquant de vives souffrances (1). » Le toucher pratiqué au niveau du cul-de-sac postérieur fait reconnaître la présence dans le Douglas d'une quantité de cordons ou de brides excessivement sensibles à la pression.

Quel traitement faut-il tenter dans pareil cas ?

Il s'agit de trouver un moyen capable de résorber les exsudats, d'assouplir et d'allonger les brides cicatricielles qui sont la cause de tout le mal. Or, la thérapeutique gynécologique dispose de bien peu de ressources à ce point de vue.

On emploie depuis ces dernières années avec un certain succès la columnisation du vagin au moyen de tampons glycérinés et le massage utérin. Nous sommes le premier à reconnaître la haute valeur de ces pratiques dont nous conseillons du reste l'application comme moyen adjuvant de la cure chlorurée sodique, toutefois nous croyons qu'aucun agent ne peut remplacer les eaux de Salins dans ces cas-là.

Puissamment *résolutives*, comme on le sait, elles agissent directement sur la lésion, exsudats, empâtements, produits plastiques divers, pour en opérer la fonte, la désorganisation, par l'intermédiaire de la circulation sanguine et de la circulation lymphatique qu'elles activent d'une façon énergique. D'autre part, elles opèrent de la façon la plus remarquable l'assouplissement des ligaments rétractés, des brides adhérentes corrigeant ainsi les positions vicieuses de l'utérus et des annexes, supprimant au

____

(1) Condamin. — *Loc cit.*

grand bénéfice des malades ces tiraillements douloureux qui sont la cause de troubles sympathiques si divers.

A cette action résolutive, les eaux de Salins en joignent une autre non moins efficace. *Toniques* et *reconstituantes* par excellence, elles s'adressent à tous les cas où l'organisme a besoin d'être restauré, la nutrition générale modifiée. C'est dire que la plupart des femmes épuisées par de longues souffrances retireront les plus grands avantages de leur emploi.

La malade atteinte d'une affection péri-utérine chronique devra faire un usage quotidien mais modéré de l'eau de Salins en boisson, elle la prendra à la dose tonique d'un verre environ. On lui conseillera des bains prolongés et d'autant plus chauds que sa constitution sera plus molle, plus lymphatique. Les irrigations vaginales à 48° ou 50° seront l'objet d'une prescription toute particulière ; elles constituent un moyen puissant auquel nous attribuons une grande valeur. Le contact pendant quinze à vingt minutes avec les parties malades d'une eau aussi chaude et aussi minéralisée aura pour effet immédiat de décongestionner l'organe et d'exercer une action topique favorable à la résolution.

Quant à la douche ascendante rectale, nous la considérons également comme une pratique très efficace. En portant l'eau sur le corps même de l'utérus qui, on le sait, fait saillie dans le rectum, elle influence directement l'organe et contribue ainsi à la résorption des exsudats et à l'extensibilité des brides si fréquentes dans les affections péri-utérines.

Comme traitement complémentaire, on se trouvera très bien de conseiller à la malade la columnisation du vagin et le massage utérin pour aider au redressement de l'organe et le ramener dans sa position normale.

Tout ce que nous venons de dire ne s'applique pas seulement à la douglassite, mais à la plupart des affections péri-utérines chroniques en général ; depuis les annexites sèches et les paramétrites jusqu'aux déviations adhérentes et aux relâchements ligamenteux.

FIBRO-MYOMES UTÉRINS

Les fibromes sont peut-être, de toutes les maladies chroniques de l'utérus, celles qui sont le plus heureusement influencées par les eaux de Salins-Moutiers. Aussi, donnerons-nous à leur étude un développement spécial.

Sans nous attarder à rechercher et à discuter la pathogénie de ces néoplasmes, nous allons examiner rapidement de quelle façon on doit les envisager au point de vue thérapeutique.

Les fibro-myomes occupent tantôt l'épaisseur du parenchyme musculaire, tantôt ils sont immédiatement recouverts par la muqueuse ; enfin, on les trouve parfois implantés sur l'utérus et en contact avec le péritoine. De là, trois variétés : interstitielle, sous-muqueuse, sous-péritonéale.

Les tumeurs sous-muqueuses signalent de bonne heure leur présence par l'apparition d'écoulements muqueux ou muco-purulents striés de sang. Bientôt les règles deviennent plus abondantes, puis dégénèrent en véritables pertes qui peuvent se prolonger pendant toute la période inter-menstruelle et provoquer chez les malades un état d'anémie compromettant pour leur existence.

Les fibromes sous-péritonéaux ne donnent généralement pas lieu à des hémorrhagies aussi redoutables. Ils
ne provoquent guère de réaction morbide que lorsqu'ils
atteignent un volume considérable. Ils traduisent alors
leur présence par des phénomènes de compression variant
avec le siège de la tumeur. Si le néoplasme se trouve en
arrière, c'est la compression du rectum qui domine ;
la constipation déjà si habituelle chez les femmes
atteintes d'affections utérines ne fait que s'accroître,
et souvent on voit survenir des hémorroïdes. Si la
tumeur est en avant, ce sont les troubles de la miction
qui apparaissent. Il arrive parfois que le fibrôme comprime les uretères, il peut en résulter alors de graves
accidents rénaux qui mettent la vie de la femme en
danger.

Les fibro-myomes interstitiels offrent une symptomatologie rappelant tantôt celle des tumeurs sous-muqueuses, tantôt celle des formes sous-séreuses ; cela dépend de la place qu'ils occupent dans le parenchyme de
l'utérus. Toutes ces variétés de fibromes s'accompagnent
de douleurs qui se traduisent soit par des tiraillements
lombaires, des névralgies réflexes, soit par de véritables
coliques expultrices. Quant la tumeur comprime les
plexus sacrés, elle peut déterminer des douleurs de scia-
tique atroces.

En présence d'un fibrome, quelle conduite faut-il
tenir ? Nous avons à notre disposition des *moyens médicaux*, des *moyens chirurgicaux*, enfin l'*électricité* et
les *eaux chlorurées sodiques*. Examinons rapidement
l'efficacité respective de chacun de ces agents.

Les produits médicamenteux n'ont guère qu'une valeur

sur la haute valeur thérapeutique de cette médication si peu connue et pourtant si efficace.

De l'avis des gynécologistes les plus éminents, entre autres de Courty, de Desnos, de Doleris, de Pozzi, les eaux chlorurées sodiques rendent de signalés services dans le traitement des fibromes utérins. Voici ce que nous lisons à ce sujet dans le remarquable traité de gynécologie de Pozzi : « Les eaux minérales chlorurées sodiques ont une action indéniable sur les corps fibreux ; elles agissent en outre en relevant la nutrition générale. Les cas où j'ai obtenu une notable amélioration sont très nombreux (1). »

Les Allemands publient chaque année de nombreuses observations de guérisons de tumeurs fibreuses par les eaux de Kreusnach, de Nauheim, de Kissengen, etc. A notre tour, nous pourrions citer un grand nombre de cas où ces affections ont été guéries ou du moins considérablement améliorées par l'usage des eaux de Salins-Moutiers. Toutefois, pour ne pas donner à ce travail une longueur fastidieuse, nous nous contenterons de présenter plus loin les observations les plus concluantes.

Comment peut-on expliquer l'action favorable de ces eaux dans ces maladies si rebelles à la thérapeutique ordinaire ?

Nous ne reviendrons pas sur les propriétés altérantes des divers éléments constitutifs de l'eau de Salins : chlorures de sodium, de potassium, de magnésium, sulfates, bromures, iodures et arséniates ; leur puissante action résolutive a été assez mise en lumière plus haut. Qu'il

(1) Pozzi. — *Traité de gynécol.*

A. Laissus

nous suffise de dire que la présence de ces sels explique en partie les effets curatifs de nos eaux dans les affections néoplasiques.

La thermalité des eaux de Salins a aussi son importance. Administrées en bains, ces eaux provoquent, au niveau de la surface cutanée, une sorte de révulsion éminemment favorable au dégorgement des organes internes et en particulier de l'utérus. Prises sous forme de douches vaginales, loin de provoquer des hémorrhagies, comme on l'a affirmé, elles les suppriment au contraire en déterminant la contraction des vaisseaux pelviens ; elles exercent en outre, grâce à l'acide carbonique qu'elles contiennent, une action sédative des plus manifestes sur les divers phénomènes douloureux qui accompagnent si souvent les fibromes utérins.

L'irritation produite par l'eau de Salins sur les fibromes n'est peut-être pas non plus étrangère à leur régression. Cette interprétation est celle de M. Desnos. On sait, dit-il, « que sous l'influence d'un processus irritatif, le tissu du corps fibreux peut subir une dégénérescence régressive granulo-graisseuse et qu'arrivé à cet état, il peut être résorbé. C'est ainsi que par le fait du mouvement congestif qui s'opère vers la matrice pendant la gestation on peut voir des fibromes qui subissent après l'accouchement un travail d'absorption qui les fait disparaître, ou diminue considérablement leur volume » (1).

Qu'on nous permette une dernière explication. Les fibromes étant une manifestation de la diathèse arthritique, un indice de nutrition ralentie, ne pourrait-on pas expli-

______

(1) Desnos. — *Traitem. des mal. des femmes par les eaux minér.*

quer les bons effets des eaux de Salins dans ces affections
par la suractivité qu'elles impriment à tous les échanges
et en particulier aux échanges azotés, par l'accélération
de la nutrition qu'elles provoquent ?

Quoi qu'il en soit, il est un fait acquis que ces eaux
produisent d'excellents résultats dans le traitement des
tumeurs fibreuses de l'utérus. On n'obtiendra pas la guérison complète en une seule saison ; il faudra que les
malades reviennent pendant plusieurs années et qu'elles
consacrent chaque fois une période de trente à trente-cinq
jours à leur traitement ; ce n'est qu'à ce prix qu'elles
obtiendront des améliorations durables. Il n'est cependant
pas rare de constater après la première cure que les hémorrhagies ont diminué d'abondance et de fréquence, que
la constipation est moins opiniâtre, que les signes de
compression sont moins douloureux, que l'état général
s'est avantageusement modifié.

Les bains prolongés à 35° 5, les irrigations aussi chaudes que la malade peut les supporter, les applications
d'eau de Salins concentrée, enfin l'eau en boisson à la
dose d'un verre, en une ou plusieurs fois, tel est l'ensemble de la médication qu'il faut mettre en usage pour
le traitement des fibromes de l'utérus.

STÉRILITÉ

La stérilité tient à des causes trop complexes et trop
variées pour que nous ayons la prétention de la guérir par
un seul et même moyen, par les eaux de Salins-Moutiers.
Il est à peine besoin de dire que ces eaux seront absolu-

ment impuissantes à porter remède à l'infécondité toutes les fois que celle-ci sera la conséquence de vices de conformation, de défauts de développement des organes génitaux, d'anomalies de l'appareil sexuel. Il ne viendra à aucun praticien l'idée de conseiller une cure thermale à une femme qui sera, par exemple, atteinte d'atrophie ou de dégénérescence des ovaires ou des trompes, d'atrésie du canal cervico-utérin, de malformation vaginale ou vulvaire.

Que la stérilité soit au contraire tributaire d'une affection chronique telle que métrite, ovarite, fibrome, paramétrite, les eaux de Salins en agissant directement sur ces maladies, parviendront souvent à mettre un terme à l'infécondité. Elles seront encore plus efficaces lorsque l'altération des actes physiologiques qui président à l'imprégnation sera la conséquence d'affections générales, comme la chloro-anémie, le lymphatisme, la scrofule.

Souvent l'obstacle à la fécondation reconnaîtra pour cause une surabondance ou une viciation des sécrétions utérines ou vaginales. Qu'une leucorrhée visqueuse, cohérente, tenace vienne à obturer complètement le col par un bouchon gélatineux, ou que le flux utéro-vaginal se trouve trop acide ou trop alcalin, il s'en suivra dans le premier cas, que la semence ne pourra pénétrer jusque dans la cavité utérine, dans le second que la vitalité des spermatozoïdes sera compromise ; de part et d'autre, l'infécondité en sera la conséquence forcée.

Il serait superflu d'insister de nouveau sur les immenses services que rendent dans ces circonstances les injections vaginales faites avec de l'eau de Salins portée à la température de 48° à 50° ; qu'il nous suffise de dire que les

résultats qu'elles donnent sont toujours des plus satisfaisants, et qu'aucun moyen ne paraît leur être supérieur.

Il est fréquent d'observer la stérilité chez certaines
femmes prédisposées à la polysarcie. C'est en effet une loi
de physiologie générale bien connue des agronomes que
l'engraissement est un obstacle à l'imprégnation. « Il
semble que quand la graisse se produit en quantité anormale on prématurément, la force plastique s'abaisse au
point de ne plus créer de germes dans des conditions
d'intégrité suffisante pour la fécondation (1). » Dans ces
conditions-là on comprend que le retour de la fécondité
puisse être la conséquence du traitement rationnel de
l'obésité. Nous conseillons à ces personnes pléthoriques
d'associer les eaux purgatives de Brides aux eaux de
Salins. On enregistre ainsi des succès remarquables.

(1) Desnos. — *Loc. cit.*

MODE D'ADMINISTRATION

ÉTABLISSEMENT THERMAL

L'établissement thermo-minéral de Salins-Moutiers
est un superbe édifice de date récente situé au centre de
la station à une distance d'une centaine de mètres de
la source. Le manque d'espace n'a pas permis de le construire sur le lieu même d'émergence de la source qui, on
le sait, jaillit à 8 mètres de profondeur, au centre d'une
excavation creusée au pied d'un énorme roc calcaire.
L'eau est amenée au moyen de pompes dans un immense
réservoir qui alimente d'une façon continue et sans perte
de calorique les piscines et les baignoires.

L'établissement comprend deux pavillons distincts
séparés par un superbe hall ; l'un de ces pavillons est
réservé aux hommes, l'autre aux femmes. Chacun de ces
compartiments comprend une grande piscine de natation,
un nombre considérable de cabines à une ou deux baignoires, des vestiaires spacieux, des salles d'inhalation,
de pulvérisation, de douches, de bains de vapeur, de
massage, etc. Une installation hydrothérapique des plus
complètes fait de cet édifice un des modèles du genre.

De tous ces moyens nous ne décrirons que ceux qui

ont spécialement trait aux affections des femmes. Nous parlerons d'abord de la médication interne, puis de la médication externe, donnant une description à part des moyens généraux et des moyens locaux ; enfin nous terminerons par l'étude des moyens adjuvants que tout praticien gynécologue doit utiliser pour compléter le traitement hydrominéral pur.

MÉDICATION INTERNE

Boisson. — L'eau de Salins se prend en boisson à la dose d'un demi-verre, d'un verre, ou même en plus grande quantité, suivant le tempérament et la tolérance du sujet, suivant que l'on veut obtenir un effet tonique, altérant ou purgatif. Il est imprudent de prescrire l'eau de Salins à forte dose aux personnes qui ont des tendances à la congestion ; cette eau minérale très excitante déterminerait chez elles des phénomènes inflammatoires sur les organes du petit bassin, et en particulier sur le système veineux hémorrhoïdal. Il vaut mieux quand on veut obtenir une action purgative s'adresser aux eaux sulfatées sodiques de Brides, qui sont beaucoup moins irritantes parce qu'elles sont moins chargées en chlorure de sodium. Leur faible minéralisation permet de les prendre à l'intérieur à forte dose et pendant longtemps sans le moindre inconvénient.

Les eaux de Brides prises à l'intérieur remplaceront donc les eaux de Salins chez les femmes dont l'état congestif utérin est très accentué, chez celles qui se plaignent de constipation opiniâtre et qui sont sujettes aux troubles digestifs.

Lorsqu'on veut produire un effet tonique, il faut prendre l'eau de Salins à très petite dose ; un verre à bordeaux par exemple avant le repas ou pendant le bain. Si cette quantité ingérée en une seule fois est mal tolérée, on fractionne la dose ou bien on y ajoute un peu de sirop de gomme.

En général l'eau de Salins est très bien supportée et bue sans répugnance par les personnes les plus délicates. Auprès de l'eau de Salies-de-Béarn et de Salins (Jura), au dire de certaines dames qui ont fait dans ces stations des cures antérieures, celle de Salins-Moutiers est presque agréable à boire. C'est que cette dernière a sur ses congénères l'immense avantage d'être chaude et très gazeuse.

Au bout de quelques jours, la tolérance se fait, l'appétit augmente, les digestions deviennent plus faciles, la circulation plus active, l'état général en un mot s'améliore.

Il n'y a pas d'ailleurs de règle absolue pour établir les doses de la boisson. On comprend que la quantité doit être subordonnée à la tolérance organique de chaque malade. Suivant le docteur C. Laissus, mon père, dont l'expérience en matière d'hydrologie est considérable, « les petites doses sont préférables surtout lorsqu'on veut tonifier ou faire pénétrer dans les profondeurs de la trame organique les sels contenus dans l'eau minérale, car l'on sait que les solutions salines sont absorbées ou ne le sont pas, suivant que leur degré de concentration est inférieur ou supérieur à celui des sels contenus dans le sang. Les hautes doses, outre qu'elles enrayent l'absorption, sont échauffantes par les abondantes évacuations alvines qu'elles produisent et sont généralement plus nuisibles qu'utiles (1) ».

L'eau de Salins administrée à l'intérieur est un remède très efficace pour résoudre les exsudats et les dépôts plastiques qui se forment autour de l'utérus et de ses annexes, pour faire pénétrer dans l'organisme, afin de changer sa manière d'être, les précieux éléments minéralisateurs qu'elle contient, tel que l'iode, le brôme, le chlorure de sodium, l'arsenic, le fer, le lithium, etc. L'eau salée prise en boisson est d'ailleurs une pratique adoptée depuis longtemps dans les stations thermales analogues.

MÉDICATION EXTERNE

A. MOYENS GÉNÉRAUX — BAINS

Les bains constituent la partie la plus importante du traitement des affections gynécologiques par les eaux de Salins. Ils se prennent dans les baignoires ou dans les piscines.

Les baignoires du nouvel établissement sont de superbes récipients en marbre polychrome. L'eau arrive par le fond d'une manière continue au moyen de tuyaux qui se rendent au réservoir central. Cette heureuse disposition force les bulles de gaz acide carbonique à subir le contact du corps avant de venir crever à la surface du liquide. Un trop-plein placé à l'une des extrémités de la baignoire et d'un calibre identique à celui du tuyau d'arrivée fait que l'eau se renouvelle constamment et conserve pendant toute la durée du bain sa thermalité.

(1) *Notice sur les eaux therm. chlorur. de Salins-Moutiers.*

Nous avons vu plus haut que l'eau de Salins était très excitante et qu'elle pouvait impressionner péniblement la surface cutanée ; aussi est-il prudent de commencer la cure par des bains de courte durée. On ne doit pas dépasser au début quinze à vingt minutes. Les jours suivants, et à mesure que s'établit la tolérance du sujet, on augmente graduellement la durée du bain, sans toutefois dépasser une heure.

La température naturelle de l'eau du bain de Salins est de 35°5.

Cette thermalité convient tout spéciablement aux personnes lymphatiques, aux femmes affectées de produits plastiques et d'exsudats péri-utérins de nature scrofuleuse. On sera même autorisé à faire porter l'eau du bain à une température au-dessus de la normale, toutes les fois qu'on voudra obtenir un effet franchement résolutif, en tenant compte naturellement de la tolérance du sujet.

Cette méthode résolutive aussi dangereuse dans certains cas qu'elle est utile dans d'autres, demande à n'être employée qu'avec la plus grande circonspection ; les femmes chez lesquelles les phénomènes nerveux et congestifs prédominent devront généralement s'en abstenir. On leur conseillera au contraire de prendre des bains que l'on aura eu soin de rafraîchir et de diluer au moyen de quelques litres d'eau pure. Sous l'action sédative de l'eau froide, les organes reprendront rapidement la tonicité qui leur manque, les fonctions de leur système nerveux tendront à se régulariser, leur état général ne tardera pas à se relever.

Les *piscines* de l'établissement thermo-minéral de

Salins-Moutiers sont aménagées d'une façon irréprochable ; comme les baignoires, elles sont alimentées par une eau qui ne cesse de se renouveler. Leurs dimensions considérables et leur profondeur graduée permettent aux baigneuses de se mouvoir à l'aise et de se livrer à des exercices gymnastiques ou à la natation. De spacieux vestiaires sont annexés à chaque piscine ; la ventilation est assurée dans toutes les salles par des appareils spéciaux.

Les *bains de piscine* sont recommandés à toutes les personnes dont les affections sont justiciables des applications chaudes, mais spécialement aux jeunes filles dont le développement incomplet exige des exercices modérés, une stimulation énergique. Au bout de peu de jours, les effets excitants des bains de piscine ne tardent pas à porter leurs fruits ; la menstruation se régularise, la circulation devient plus active, les poumons se dilatent, l'appétit augmente, tous les échanges en un mot se modifient d'une façon remarquable.

Les *douches générales* de Salins constituent un moyen puissant qu'il est avantageux d'utiliser dans bien des cas : elles sont comme le complément de la balnéation et indiquées lorsque l'action résolutive de celle-ci a besoin d'être renforcée. On varie la température et la force de projection au moyen d'appareils appropriés dont il est inutile que nous donnions ici la description. Les douches chaudes de 40° à 50° trouvent leur indication lorsqu'il s'agit d'obtenir des effets révulsifs. Elles conviennent dans les engorgements indolents du système lympthatique et dans les cas où il est utile de provoquer de la sudation.

La malade debout ou assise dans une baignoire est frictionnée et massée pendant la durée de la douche qui est de dix à quinze minutes, puis plongée pendant deux à cinq minutes dans le bain.

Les douches froides sont plutôt toniques et sédatives et s'emploient dans les désordres de l'innervation, dans les cas d'atonie et de relâchement, pour réveiller la contractilité organique des tissus. Leur durée ne dépasse guère deux à trois minutes.

Les douches écossaises sont celles qui sont alternativement chaudes et froides ; elles jouissent d'une grande énergie à cause des brusques variations de température qu'elles produisent.

Nous n'insistons pas davantage sur l'étude des douches générales, leur emploi tendant à être remplacé avantageusement par des pratiques locales dans les affections gynécologiques.

B. — MOYENS LOCAUX

Les moyens locaux tiennent à Salins-Moutiers une place importante dans le traitement des maladies utérines. Nous ne ferons que citer certaines douches locales telles que les douches lombaires et les douches hypogastriques dont l'emploi est assez restreint et dont l'application est plutôt du domaine de l'hydrothérapie. Qu'il nous suffise de dire que ces douches sont extrêmement difficiles à manier et que le médecin devra les donner lui-même dans les cas où il les jugera utiles. Au jet plein, qu'il faut absolument proscrire, même chez les femmes à tempérament torpide, on substituera le jet très divisé ou même le jet en pluie, et encore ce dernier devra être surveillé de près. Il faut à tout prix, surtout dans l'administration de la douche hypogastrique, éviter la contusion. On pourra tourner la difficulté en donnant la douche dans le bain de la manière suivante. La malade étendue dans sa baignoire aura le siège soulevé au moyen d'un large tabouret, de telle façon que sa région abdominale vienne presque affleurer la surface du liquide ; c'est par l'intermédiaire de cette mince couche d'eau qui variera de un à deux centimètres que la douche agira sur l'hypogastre de la femme. Tout choc, tout traumatisme sera ainsi sûrement évité. Suivant les cas on administrera l'eau chaude ou l'eau froide.

Pour en finir avec les douches locales, il nous reste à parler de deux pratiques qui sont à Salins-Moutiers d'un emploi presque général et qui rendent de signalés services dans les affections utérines. Nous voulons désigner l'*irrigation vagino-utérine* et la *douche ascendante*.

Jusqu'à ces dernières années on se contentait à Salins du spéculum grillagé que les femmes s'introduisaient dans le vagin en entrant dans le bain et qu'elles devaient garder pendant toute la durée de celui-ci. Toutefois, cet instrument occasionnant chez certaines personnes nerveuses des phénomènes d'excitation génésique impossibles à décrire, et chez d'autres de véritables tortures, on tend à en restreindre l'usage aux femmes apathiques et au vagin très dilaté. Sur le conseil de gynécologistes éminents on a heureusement substitué au tube-spéculum de Wickam des injections faites au moyen d'une simple canule.

Voici la description de l'appareil utilisé pour ces irrigations. Chaque cabinet de bain possède un récipient en verre d'une contenance de dix à quinze litres ,suspendu à cinquante centimètres environ au-dessus la baignoire. A ce récipient, vient se fixer un tube de caoutchouc d'une longueur de 1 mèt. 50 à 2 mètres. Ce tube porte à son extrémité libre une canule à bout olivaire d'assez fort calibre en caoutchouc durci. Sur toute la périphérie de la canule existent des trous creusés obliquement dans les parois de l'instrument. Nous venons de dire que l'embout devait être d'un certain calibre ; cela est en effet indispensable pour écarter les parois vaginales qui sont dans les conditions ordinaires, ainsi que l'a fait observer Guéneau de Mussy (1), accolées l'une contre l'autre. De cette manière, l'utérus a sa part de l'irrigation.

Au moment du bain, le récipient est rempli d'eau de Salins portée à la température de 48° à 50°. L'écoulement étant assez rapide, on renouvelle généralement l'eau une ou deux fois pour la même irrigation. La femme introduit aussi profondément que possible la canule dans la cavité vaginale, puis elle tourne le robinet. Au début, les injections ne dépasseront pas cinq à six minutes ; quand la tolérance sera établie, elles pourront durer autant que le bain lui-même.

On remarquera qu'avec cet appareil placé à faible hauteur et muni d'une canule trouée latéralement, on supprime tout choc, toute violence contre l'utérus. On évite ainsi les accidents produits par les douches utérines qui agissent directement sur l'organe malade et qui d'après Martineau (2) « donnent lieu parfois à des désordres

---

(1) Guéneau de Mussy. — *Clin. médicale*, tome II, page 495.
(2) Martineau. — *Traité clin. des malad. de l'utérus*, page 172.

redoutables, à des congestions, à de véritables inflammations ». Le professeur Courty n'était pas non plus parti-
san de la *douche utérine percutante*, il recommandait
au contraire de simples *injections vaginales* très chaudes
prises par la malade dans le bain. Nous lisons également
dans un mémoire de M. Desnos (1), ce qui suit : « Quant
aux douches vaginales qu'on appelle encore *douches utérines*, bien qu'elles ne dépassent pas l'orifice du col, elles
réclament encore plus de **ménagements** et ne peuvent être
administrées qu'avec de faibles chutes et une parcimonie
en rapport avec l'irritabilité de l'utérus. Le plus ordinairement, il y a lieu de s'en tenir à de simples irrigations
pendant le bain. »

Quelles sont les indications de ces irrigations vagino-
utérines ? Naturellement détersives et modificatives, ces
injections agissent souvent d'une manière très efficace
contre la leucorrhée vaginale, le catarrhe utérin, les granulations et les ulcérations du col. Leur puissante action
résolutive est utilisée dans les pelvi-péritonites anciennes,
dans les para et les péri-métrites, toutes les fois en un
mot qu'il s'agit d'obtenir la résorption de produits exsu-
datifs ou de restituer aux ligaments suspenseurs de l'utérus le ton et la souplesse qu'ils ont perdus.

Ces irrigations ont une véritable action spécifique sur
les fibromes utérins ; elles influencent directement ces
tumeurs en modifiant leur vascularisation, en déterminant
dans leur parenchyme des phénomènes irritatifs capables
de produire leur régression, ou tout au moins d'arrêter

(1) Desnos. — *Du traitement des maladies des femmes par les eaux
minérales.*

leur développement, en provoquant enfin des contractions
utérines intenses. C'est dans le même sens qu'elles agissent
sur les polypes fibrineux et glandulaires; nous pourrions
citer des cas où ceux-ci ont été expulsés à la suite de
quelques injections chaudes, avec des symptômes ressemblant à ceux de l'avortement.

Bien d'autres affections de la matrice, et en particulier
les déviations de cet organe, bénéficient puissamment de
l'application de ces irrigations ; mais nous sommes obligé de nous limiter dans cette étude. Nous dirons en ter-
minant qu'il ne faut pas prescrire aveuglément ces injections dans tous les cas, qu'il vaut mieux quand on redoute
l'action trop irritante de l'eau de Salins, recourir aux
mêmes irrigations faites avec de l'eau de Brides beaucoup
moins minéralisée.

Quelques mots maintenant de la *douche ascendante
rectale*, ce moyen si énergique de combattre la constipation habituellement liée aux affections utérines.

On peut se servir pour administrer une douche ascendante rectale de l'appareil utilisé pour les irrigations
vaginales. Il se compose : 1° d'un réservoir; 2° d'un tuyau
dont l'extrémité terminale aboutit au centre d'un siège
analogue à celui d'un water-closet. Une certaine pression
étant nécessaire, le récipient est en général placé à deux
mètres de hauteur. Au moment de l'opération, un employé
remplit le réservoir d'eau minérale portée à la température indiquée, la femme ajuste sa canule au tuyau de chute
puis elle s'introduit l'embout olivaire dans le rectum et
tourne le robinet

Afin de ne pas dilater outre mesure l'ampoule rectale,
le jet tout en étant soumis à une certaine pression,

devra être aussi ténu, aussi mince que possible. On prescrit habituellement, surtout pour les premières douches, de procéder par reprises, c'est-à-dire de prendre la douche de 30 secondes, de rendre l'eau introduite et de recommencer plusieurs fois de suite.

Puissamment irritantes, ces douches ne doivent être prises avec de l'eau de Salins que par les femmes peu excitables chez lesquelles il est indiqué de produire une révulsion et une stimulation énergiques. Les malades qui s'en trouvent le mieux sont celles qui sont affectées de lésions péri-utérines chroniques, de rétro-déviations adhérentes, de douglassite, etc. L'effet curatif est d'autant plus prononcé que la douche a provoqué des douleurs plus vives.

Dans la majorité des cas l'eau purgative de Brides est préférable en douches ascendantes rectales : au lieu d'irriter l'intestin elle le tonifie, le décongestionne et fait disparaître les douleurs pelviennes qui accompagnent les affections péri et para-utérines ; en outre elle agit plus spécialement sur la constipation.

On utilise à Salins-Moutiers pour donner des *bains de boue* les dépôts ocracés qui se forment au fond des réservoirs et sur les parois des canaux conducteurs, les boues contiennent du fer en proportion considérable ainsi que de notables quantité d'arsenic, d'iode, de brôme, etc.

Appliquées en cataplasmes sur l'abdomen elles jouissent d'une action résolutive que l'on utilise quelquefois dans le traitement des fibromes utérins : toutefois, leur emploi ne tend pas à se généraliser, les femmes manifestant souvent de la répugnance pour ce genre de traitement.

On pourrait obtenir des effets résolutifs aussi puissants

au moyen de compresses d'*eau-mère ;* malheureusement
on est obligé de se priver de cette précieuse ressource,
l'eau-mère ne faisant pas partie des moyens mis à la disposition des médecins à Salins-Moutiers. Il serait pourtant
très facile de combler cette lacune qui met notre station
dans un état d'infériorité évident par rapport à des villes
d'eau similaires, comme Salies-de-Béarn et Salins (Jura)
en France, Kreusnack, Nauheim en Allemagne.

« En principe, comme le dit Durand-Fardel, l'action
des eaux minérales dépend en grande partie de leurs modes
d'administration, plus on multiplie ces derniers, plus on
ajoute à leurs propriétés thérapeutiques, plus on étend le
champ des indications auxquelles les eaux peuvent satis-
faire. » Nous nous croyons donc en droit de signaler
l'immense importance qu'il y aurait à pouvoir se procurer
de l'eau-mère que l'on utiliserait en applications sur les
tumeurs utérines. On se contente pour le moment à Salins-
Moutiers quand on en reconnaît la nécessité de prescrire des
compresses trempées dans l'eau de la source et de les
faire renouveler plusieurs fois par jour.

Il est également infiniment regrettable que l'on ne puisse
sous forme de douches vaginales, à utiliser à Salins-
Moutiers les quantités considérables d'acide carbonique
qui se dégagent des eaux. Le médecin est ainsi forcé de
se priver d'un moyen qui lui rendrait de grands services
dans les affections douloureuses de l'utérus.

Tout le monde connaît en effet les propriétés stimulantes
d'abord, puis sédatives et analgésiques de l'acide carbonique en application sur les muqueuses. Il suffira, nous le
pensons, de signaler cette lacune pour qu'elle soit rapidement comblée. Nous ne doutons pas qu'avec l'esprit

d'initiative et l'intelligente direction qui président à l'administration de l'Etablissement thermal de Salins-Moutiers, nous ne voyons se compléter dans ce sens une installation qui a déjà réalisé des progrès considérables :

C. — MOYENS ADJUVANTS

En dehors des ressources précieuses qu'un établissement hydro-minéral approprié fournit au médecin d'une station balnéaire, il est un certain nombre de moyens adjuvants que celui-ci doit connaître et utiliser comme complément de la cure.

En première ligne nous citerons et nous étudierons la *columnisation du vagin*. Qu'est-ce donc que la *columnisation* ? C'est un tamponnement très serré de la cavité vaginale pratiqué au moyen de bourdonnets glycérinés soigneusement exprimés, puis tassés de manière à former une véritable colonne.

Cette pratique très en vogue en Amérique a été pour la première fois préconisée par Talliaferro d'Atlanta. Peu connue en France jusque dans ces dernières années, cette méthode a été expérimentée en 1894 à Lyon à la clinique de M. le professeur Laroyenne. Sous l'inspiration de M. Condamin, un de ses élèves, M. Quincieu a fait dernièrement de cette opération une étude très remarquable. Nous avons pratiqué plusieurs fois nous-mêmes ce pansement et toujours il nous a donné d'heureux résultats, aussi nous n'hésiterons pas à le décrire et à considérer son emploi comme un excellent moyen complémentaire des pratiques thermo-minérales de la station de Salins-Moutiers.

La *columnisation du vagin* se pratique ordinairement de la manière suivante. Après désinfection minutieuse de la cavité vaginale, on introduit aussi profondément que possible un spéculum dont on écarte ensuite les branches. Au moyen d'une longue pince on saisit des tampons en coton boriqué, préalablement trempés dans la glycérine neutre, puis soigneusement exprimés, et on les pousse un à un profondément dans les culs-de-sac vaginaux. On commence par garnir le cul-de-sac de Douglas, puis les latéraux, enfin l'antérieur, en ayant soin de serrer fortement les trois premiers et beaucoup moins le dernier à cause du voisinage de l'urèthre. De nouveaux tampons sont ensuite tassés sur les premiers jusqu'à ce que la cavité vaginale soit comblée ; on retire alors le spéculum en ayant soin de refouler en même temps avec la pince l'ensemble des tampons.

Les femmes ne devront pas s'étonner de perdre une certaine quantité d'eau dans les jours qui suivront l'application de ce pansement. Il faut les prévenir que cette hydrorrhée, tout simplement provoquée par la glycérine, est un fait constant et de bon augure et a pour effet de diminuer l'état congestif de leur utérus.

Dans quels cas pratiquera-t-on la *columnisation du vagin* ?

Chez les femmes affectées de déviations utérines compliquées d'adhérences qui en rendent la réduction impossible sur le moment. Quelques séances suffiront généralement pour vaincre ces brides cicatricielles et voir s'amender promptement les douleurs si vives, les troubles généraux si intenses qui en sont la conséquence.

La columnisation est également indiquée chez les

femmes qui, sans présenter des lésions très accentuées, se plaignent de pesanteur dans le bas-ventre et de grande difficulté pour marcher. Le plus souvent, ces phénomènes pénibles sont dus à la mobilité anormale de l'utérus.

Le tamponnement, en soulevant légèrement et en immobilisant celui-ci, fait rapidement cesser ces tiraillements douloureux qui incommodent tant les malades et permet à celles-ci des travaux absolument impossibles auparavant. On pratiquera encore avec avantage la columnisation dans les cas de para-métrite postérieure, de douglassite pour nous servir du terme expressif employé à la clinique de M. le professeur Laroyenne, ou quand les annexes, trompes ou ovaires, mal soutenues, auront des tendances au prolapsus.

Toutes les affections que nous venons de passer en revue sont justiciables des eaux de Salins. Les malades qui se soumettront à un traitement bien dirigé ne tarderont pas à en éprouver les bons effets ; mais nous n'hésitons pas à soutenir que le résultat final sera bien meilleur chez celles qui consentiront à se faire columniser de temps en temps par leur médecin.

*
* *

Nous allons maintenant examiner la valeur d'un moyen qui tient en Allemagne une place importante dans la thérapeutique de certaines maladies chroniques de l'utérus ; nous voulons parler du *massage gynécologique*.

Voici en quelques lignes comment on doit procéder à cette manœuvre.

On fait étendre la femme sur un plan horizontal dont

on relève les extrémités, l'opérateur placé à gauche de la
table passe son bras gauche sous la cuisse gauche de la
patiente. Il introduit aussi profondément que possible
dans le vagin l'index et le médius, ces deux doigts poussés
dans le cul-de-sac postérieur ont pour mission de servir
de point d'appui à la main droite qui va jouer le rôle actif.
Cette main droite restée libre, exercera sur la paroi abdominale des pressions d'abord douces, puis plus fortes, afin
de fatiguer les muscles et de provoquer leur relâchement.
Lorsque ce résultat sera atteint, l'opérateur après avoir
vérifié son diagnostic, décrira d'une façon méthodique
avec l'extrémité palmaire des doigts de la main abdominale des mouvements demi-circulaires. « Ces mouvements
doivent se faire de telle façon que les articulations du
coude, du poignet et des doigts restent immobiles, seule
l'articulation de l'épaule entre en jeu (1). »

A-t-on affaire à une rétro-déviation, les doigts vaginaux
soulèvent le fond de l'utérus vers la main abdominale
qui le saisit et le réduit. De douces frictions sont faites
par cette même main sur la face postérieure de l'organe
et au niveau des ligaments utéro-sacrés. Ces derniers sont
massés « d'avant en arrière, c'est-à-dire de l'insertion au
col à l'insertion sacrée (2). » Pour masser la trompe, on
doit aller de dehors en dedans ; les doigts vaginaux sont
immobilisés dans le cul-de-sac correspondant.

Ainsi pratiqué, le massage donnera d'excellents résultats toutes les fois que l'utérus sera dévié, déplacé, les
ligaments relâchés, les culs-de-sac bridés par des adhé-

(1) Quincieu. — *Contribut. à l'étude de la columnisation.* Lyon 1895.
(2) Quincieu. — *Loc. cit.*

rences. Combiné avec la columnisation, associé aux moyens hydro-minéraux il agira dans le même sens que les eaux de Salins dont il viendra renforcer et compléter l'action. Il va sans dire que le massage ne sera jamais pratiqué dans les cas aigus.

* * *

L'électricité tend depuis quelques années à prendre une place si prépondérante dans la thérapeutique des maladies de l'utérus que nous ne pouvons nous dispenser de lui consacrer quelques lignes.

On se sert en gynécologie de deux espèces d'électricité : de l'électricité statique et de l'électricité dynamique.

La première n'est guère utilisée que pour combattre les troubles nerveux qui accompagnent si fréquemment les maladies des organes génitaux de la femme, nous n'en dirons rien de plus.

L'électricité dynamique peut s'employer de deux manières ; soit sous forme de courants continus soit sous forme de courants induits.

Comme appareils à courants continus, les plus pratiques sont des boîtes portatives renfermant une pile de 30 à 40 éléments zinc et charbon actionnés par le bisulfate de mercure et montés en série. Ces éléments sont reliés d'une part à une sorte de cadran portant les numéros correspondant aux éléments qu'on nomme *collecteurs*, d'autre part au galvanomètre gradué en milliampères.

Des deux *électrodes*, l'une qui est en général un hystéromètre en platine est introduite dans la cavité utérine puis reliée au pôle de la pile qui sera le pôle actif, l'autre

qui consiste en une plaque de terre glaise est appliquée
sur le ventre de la malade et reliée au pôle inactif. La
première est appelée *électrode active*, la seconde porte le
nom d'*électrode indifférente*.

Tout étant en place, on fait passer le courant pendant
quelques minutes à des intensités de 50 à 200 milliampères suivant la susceptibilité de la maladie. Ne pouvant
entrer dans de plus amples détails au sujet de la technique
opératoire, nous nous contenterons d'indiquer les principales affections qui sont justiciables des courants continus. Ce sont surtout les fibromes, qui bénéficient largement de ces applications galvaniques. En peu de jours
les hémorrhagies les plus sérieuses et les douleurs les
plus intenses cèdent à ce traitement et il n'est pas rare de
voir au bout d'un certain temps la tumeur diminuer légèrement de volume. Les métrites chroniques, les paramétrites, les exsudats péri-utérins sont aussi très heureusement influencés par les courants continus.

Comme *appareil faradique*, on peut employer celui
de Tripier actionné par une pile au bichromate de potasse.
Pour la faradisation utérine on emploiera les mêmes
électrodes que pour les courants continus : pour la faradisation vaginale on se servira d'une électrode bi-polaire
ou du spéculum de Récamier. Suivant les cas on utilisera
la bobine à fil fin pour les applications en tension, ou du
gros fil pour les applications en quantité. On emploiera la
faradisation dans les affections douloureuses de l'utérus
et toutes les fois qu'on voudra modifier la circulation
locale, aménorrhée, dysménorrhée, etc.

OBSERVATIONS RÉSUMÉES

Observations I

Mlle B... de H. (Rhône), dix-huit ans. D'un tempérament lymphatique, est chloro-anémique : il y a chez elle *aménorrhée*, palpitations bruit, de souffle au premier temps, anorexie complète, grande faiblesse, tristesse, crises d'anéantissement. Cet état dure depuis plusieurs mois. Vient à Salins sur la recommandation de son médecin.

Prescription. — Boisson de l'eau de Salins à dose tonique ; bains de Salins tous les jours. Douches à frictions générales trois fois par semaine. Au bout de vingt-cinq jours de traitement Mlle B... a repris des couleurs, elle a meilleur appétit, elle peut faire de longues promenades sans fatigue ; les palpitations ont cessé. Les règles sont revenues. Mlle B... part guérie de Salins.

Observation II

Mlle S... vingt-deux ans, tempérament lymphatique, profondément chloro-anémique, souffre depuis une année de *dysménorrhée*. Les règles sont difficiles, douloureuses, peu abondantes. Elle est essoufflée au moindre mouvement : teint pâle, cireux ; pas d'appétit, constipation.

Prescription. — Boisson de l'eau de Salins à la dose d'un

verre à bordeaux tous les jours. Bains et douches générales de
Salins. Douches ascendantes rectales d'eau de Brides deux fois
par semaine. Après vingt-six jours de ce traitement, cette
jeune fille, complètement transformée, part avec ses parents
tout heureuse de sa guérison.

Observation III

Mme M..., Américaine, lymphatique, vingt-cinq ans, est atteinte
d'un *catarrhe utéro-cervical chronique* avec des métrorrhagies
abondantes à la suite d'une fausse couche. Anémie profonde,
constipation. Les pertes forcent la malade à rester couchée une
grande partie du mois.

Prescription. — Un verre d'eau de Salins tous les matins à
jeûn. Bains de Salins tous les jours et injections vaginales très
chaudes (48·) dans le bain. Après vingt jours, interruption du
traitement à cause de l'arrivée de la menstruation qui est
beaucoup moins abondante qu'à l'ordinaire. Mme M... part de
Salins après une cure de trente bains. Elle est beaucoup plus
forte et se montre très satisfaite de sa cure.

Observation IV

Mme G... de Marseille, vingt-cinq ans; tempérament lymphatique. A la suite de plusieurs fausses couches est atteinte d'un
catarrhe utérin chronique. Leucorrhée persistante, maux de
reins, constipation, inappétence complète, anémie très pro-
noncée.

Prescription. — Boisson d'eau de Salins à dose tonique. Tous
les jours bains de Salins. Douches ascendantes rectales deux
fois par semaine avec de l'eau de Brides. Après vingt-cinq jours
de cure Mme G... se trouve beaucoup mieux, ne souffre plus des
reins, a bon appétit, se sent plus forte et part très contente.

Nous avons appris que cette grande amélioration s'était
maintenue.

OBSERVATION V

Mme M..., de la Savoie, vient à Salins pour une *endométrite chronique* dont elle souffre depuis deux ans, malgré les traitements locaux les plus variés. Cette dame qui a eu deux enfants avant cette maladie est très faible et très anémiée ; elle est de plus constipée.

Prescription. — Douches ascendantes rectales avec l'eau de Brides pour désobstruer l'intestin. Tous les jours bains de Salins avec irrigations chaudes. Après vingt-six bains, cette dame se trouve beaucoup mieux ; son moral très déprimé au début de la cure s'est relevé. Elle part très satisfaite de son traitement. Nous avons appris depuis que cette dame s'était complètement rétablie quelques mois après sa cure de Salins.

OBSERVATION VI

Mme Ch... de la Haute-Savoie. Agée de trente-deux ans, est atteinte de *métrite chronique du col* avec granulations. Leucorrhée abondante. Cette dame a eu une fausse couche il y a trois mois; elle est très faible, se plaint de douleurs lombaires, et peut à peine marcher. Le traitement se compose de bains quotidiens de Salins avec irrigations vaginales chaudes, et d'un verre d'eau de Salins en boisson par jour. Après trente bains séparés par un intervalle de six jours correspondant à la menstruation, cette dame voit son état général s'améliorer d'une façon notable ; ses pertes blanches ont disparu ainsi que ses douleurs lombaires. Elle part de Salins complètement transformée.

OBSERVATION VII

Mme T..., de Chambéry, âgée de trente-huit ans, est adressée aux Eaux de Salins pour une *induration hypertrophique du col utérin* laquelle a été traitée par la cautérisation ignée.

Points névralgiques lombaires, douleurs hypogastriques. Constipation. *Polysarcie*. Cette dame est soumise au traitement suivant : Boisson de l'eau de Brides à la dose de quatre verres tous les matins. Bains de Salins avec injections vaginales chaudes dans le bain. Au bout d'un mois de cure thermale, cette dame se trouve mieux. Elle a maigri de 3 kil. Ses fonctions intestinales s'accomplissent mieux; elle ne se plaint plus de ses points névralgiques. Nous avons appris plus tard que l'induration hypertrophique avait considérablement diminué.

OBSERVATION VIII

Mme M..., de Lyon. Agée de vingt-huit ans. A eu une fausse couche il y a trois mois. Depuis cette époque elle est sujette à des troubles divers tels que pesanteur dans le petit bassin, douleurs lombaires, ménorrhagies. Elle se plaint d'une grande faiblesse dans les membres inférieurs, la marche est très pénible. A la palpation on sent que son utérus est resté gros, qu'il est épaissi, élargi, qu'en un mot il n'est pas revenu à son état normal. Il y a *subinvolution*. Au toucher on constate un peu de *rétroversion*. Constipation. Nervosisme très accentué. Le traitement consiste en bains de Salins avec irrigations vaginales à 48° dans le bain, pour combattre la constipation, douches ascendantes rectales d'eau de Brides trois fois par semaine. Grande amélioration au bout de vingt-huit jours de traitement. La malade peut marcher plus facilement, la pesanteur hypogastrique a beaucoup diminué. Les règles qui sont survenues à la fin de la cure ont été moins abondantes. L'état général est avantageusement modifié.

OBSERVATION IX

Mme B..., de M. âgée de trente ans. Tempérament lymphatique. N'a jamais eu d'enfants. A été atteinte *métrite* et de *salpingite suppurées*. La collection pelvienne a été ouverte par le vagin. On lui a fait ensuite l'extirpation des annexes du côté gauche et de la trompe droite. Consécutivement à une récidive, on a pratiqué un nouveau drainage de la cavité pelvienne. Actuellement, il n'y a plus de suppuration, mais il subsiste de l'empâtement péri-utérin avec une grande anémie. Mᵐᵉ B. est soumise au traitement suivant : un bain quotidien de Salins dans lequel on lui administre une injection vaginale à 48°. On augmente la durée du bain et de l'injection progressivement tous les jours, de manière qu'à la fin de sa cure qui a duré près de deux mois elle reste une bonne heure dans son bain, avec son injection un peu moins longue. L'amélioration obtenue est remarquable ; aussi cette dame revient les deux années suivantes pour consolider sa guérison qui ne s'est pas démentie. Les forces sont revenues. Cette dame qui marchait à peine fait maintenant de grandes promenades sans fatigue. L'empâtement péri-utérin a presque totalement disparu. Les accidents divers auxquels elle était sujette se sont amendés. La malade se considère comme complètement rétablie.

OBSERVATION X

Mᵐᵉ S..., du Midi. Est atteintée de *salpingite* et d'*ovarite* chroniques droites. Agée de trente ans, elle n'a pas eu d'enfants depuis quatre ans ; elle fait remonter le début de sa maladie à son dernier accouchement. Depuis cette époque elle est restée très faible. Elle se plaint de douleurs sourdes dans la fosse iliaque droite, et ne peut marcher qu'avec la plus grande difficulté. Le traitement consiste en bains de Salins courts pour commencer, puis de plus en plus prolongés. La malade prend tous les jours une injection vaginale très chaude dans son bain. La menstruation étant survenue, Mᵐᵉ S... suspend son traitement pendant quelques jours pour le reprendre ensuite plus énergiquement. Après quarante bains, cette dame se trouve beaucoup mieux ; elle se sent plus forte, et n'éprouve plus de douleurs iliaques. Elle quitte Salins avec une amélioration très remarquable qui a été, nous le savons, suivie de guérison quelques mois après.

Observation XI

Mme M..., de Lyon, âgée de vingt-trois ans. Après plusieurs fausses couches qui ont donné lieu à des accidents divers, vient à Salins pour une *rétroversion utérine* compliquée de *péri-ovarite gauche*. Cette dame est très anémiée ; elle souffre de douleurs hypogastriques et se plaint de constipation opiniâtre. Traitement: Un verre d'eau de Salins tous les matins. Un bain prolongé quotidien avec injection vaginale chaude. Douches ascendantes avec de l'eau de Brides contre la constipation. Au bout de trente jours cette dame quitte l'établissement très contente de sa cure. Elle ne sent plus de douleurs dans la région abdominale ; l'inflammation de l'ovaire paraît avoir disparu. La défécation est beaucoup plus régulière et moins pénible.

Mme M. revient l'année suivante pour compléter sa guérison ; elle se trouve très bien de cette seconde cure.

Observation XII

Mme C..., de Lyon, âgée de vingt-sept ans, d'un tempérament lymphatique. A été atteinte de *pelvi-péritonite* et de *phlébite* à la suite de couches. Il reste actuellememt un peu d'œdème des membres inférieurs, ainsi qu'une grande faiblesse. Règles insuffisantes. Leucorrhée. La malade prend vingt-cinq bains de Salins avec injections vaginales à 48°. Elle supporte admirablement son traitement thermal auquel on adjoint quelques toniques. Au départ de Salins Mme C. se sent beaucoup plus vigoureuse, elle peut faire des promenades assez longues sans fatigue ; elle rentre chez elle avec une amélioration remarquable qui n'a pas tardé, ainsi que nous l'avons appris, à devenir une vraie guérison.

Observation XIII

Mme B..., de Paris, quarante-huit ans, tempérament lymphatique, est envoyée à Salins pour des congestions utérines presque périodiques elle'est de'plus affectée d'*exsudats péri-utérins* et de *brides* dans le cul-de-sac postérieur. Extrême difficulté dans la marche. Le moindre mouvement provoque des douleurs intolérables ; le ballotement utérin est très douloureux. La défécation est particulièrement pénible. La malade est d'une susceptibilité nerveuse excessive. Leucorrhée assez abondante. Hémorrhagies inter-menstruelles.

Traitement. Boisson d'eau de Brides à la dose de cinq verres tous les jours Bains de Salins de quinze minutes pour commencer et de trois quarts d'heure à la fin de la cure. Injections vaginales d'eau aussi chaude que la malade peut la supporter. Après trente-cinq jours de traitement. Mᵐᵉ B se trouve beaucoup mieux ; ses tiraillements péri-utérins ont considérablement diminué, la marche se fait plus facilement, le ventre est plus souple et moins douloureux, la leucorrhée et les métrorrhagies sont de beaucoup diminuées. L'état général au départ est des plus satisfaisants. Cette amélioration a persisté, ainsi que nous l'avons appris plus tard.

Observation XIV

Mᵐᵒ J..., de N. (Rhône), quarante ans ; tempérament nervoso-bilieux, a eu plusieurs enfants. Elle est maintenant affectée d'une *ovarite chronique* avec névralgie utérine. Règles très abondantes et avançant toujours, constipation pénible, grande difficulté pour marcher. Anémie, troubles nerveux divers.

Prescrition. Boisson d'eau de Brides à dose laxative, tous les jours bains de Salins prolongés, irrigations vaginales chaudes. Après ving-cinq jours de traitement Mᵐᵒ J. se trouve beaucoup mieux, elle souffre moins du ventre, elle peut marcher plus facilement.

La menstruation survenue pendant la cure a été beaucoup moins abondante et a été très retardée. Cette dame part très satisfaite de son traitement.

Observation XV

Mᵐᵉ J..., de Grenoble, trente-quatre ans ; a eu un enfant. Affectée d'une *hématocèle rétro-utérine* avec des poussées de *pelvi-périto-*

A. Laissus   12

nite à répétition ayant amené des *adhérences* de l'utérus avec le cul-de-sac de Douglas et une *rétroversion*. Douleurs intenses au moindre effort, ballotement utérin très-douloureux. Nervosisme accentué. Traitement. La malade prend quarante bains de Salins avec un intervalle de huit jours au milieu de la cure. Injections vaginales d'eau minérale à 50°. Mme J... supporte très bien ce traitement qui amène une grande amélioration dans son état. Les exsudats se sont en partie résorbés, les brides sont devenues plus souples, les phénomènes douloureux moins accentués. Nous avons appris quelque temps après que cette dame s'était très bien trouvée de l'usage des eaux de Salins et que son médecin la considérait comme guérie.

OBSERVATION XVI

Mme L..., du Nord, vient à Salins pour des *fibromes utérins* multiples. Ces fibromes qui se sont développés depuis un certain nombre d'années ont causé des compressions des organes voisins et ont donné lieu plusieurs fois à des inflammations périphériques locales dont l'une s'est terminée par un abcès pelvien ouvert dans le rectum. Aujourd'hui l'abdomen est insensible et ne semble le siège d'aucune inflammation. Mais il existe une certaine quantité de liquide péritonéal. La circonférence du ventre mesure 88 cent. Cette dame âgée de quarante-sept ans n'a plus ses règles depuis dix mois. D'un tempérament arthritique elle est en même temps neurasthénique. Digestions difficiles avec ballonnement et constipation. Faiblesse générale. On commence le traitement uniquement par les bains de Salins de courte durée. Au bout d'une semaine cette dame prend des injections vaginales à 48° dans son bain dont elle prolonge la durée progressivement ; cette durée est poussée jusqu'à cinquante minutes. De temps en temps, tous les trois jours environ Mme L... prend trois ou quatre verres d'eau de Brides pour combattre la constipation. Après trente-cinq jours de traitement thermal l'état de cette dame est considérablement amélioré ; elle mange mieux, se sent plus forte et peut faire une petite promenade dans le parc. Le diamètre abdominal a diminué de

5 centimètres ; on ne sent presque plus le flot péritonéal. En somme, cette dame qui a fait une saison antérieure à Salins (Jura) part satisfaite de Salins-Moutiers, et se loue beaucoup des eaux de cette dernière station qu'elle trouve plus actives. Elle nous promet de revenir l'année prochaine pour compléter les résultats acquis.

Observation XVII

Mme B... de C., âgée de quarante-deux ans vient à Salins en 1896. Affectée d'un *fibrome utérin douloureux*. Le volume de celui-ci est de la grosseur d'une petite tête fœtale. La malade souffre beaucoup au moment de ses règles qui se transforment souvent en de véritables ménorrhagies. Constipation opiniâtre. Le traitement thermal consiste en bains de Salins et en injections vaginales à 48° pendant toute la durée du bain et dans le bain lui-même. Quelques verres d'eau de Brides chaque matin pour remédier à la constipation.

Le bain qui au commencement de la cure n'est que de quinze minutes est prolongé progressivement jusqu'à une heure et l'injection vaginale dure presque autant que le bain. Au bout de vingt bains surviennent les règles qui ont été retardées et qui ne durent que six jours alors qu'elles persistaient auparavant pendant huit à dix jours. Mme B... n'a pas souffert pendant sa menstruation comme cela lui arrivait ordinairement ; elle s'en réjouit en disant que c'est là une grande amélioration pour elle. Son époque passée, Mme B... prend encore une dizaine de bains et autant d'injections vaginales. Elle part très satisfaite de sa cure. Son ventre n'est plus douloureux et a diminué de diamètre ; elle promet de revenir l'année prochaine pour continuer son traitement.

Observation XVIII

Mme P..., de l'Ain, âgée de quarante-sept ans. Affectée d'une *tumeur fibreuse*, de la grosseur d'une tête d'enfant. Elle a en outre des poussées arthritiques sur les articulations radio-carpiennes et tibio-tarsiennes. Anémie. Métrorrhagies. Constipation. Prescription : Quelques verres d'eau de Brides pour aider aux fonctions de l'intestin. Bains de Salins avec injections vaginales dans le bain. Après trente bains, il se déclare une amélioration notable dans l'état général et dans l'état local. Le ventre a diminué de volume et les articulations sont beaucoup moins douloureuses. Quant aux méthrorrhagies, elles ont considérablement diminué. Mme P... revient l'année suivante pour compléter sa guérison, car l'amélioration qu'elle avait éprouvée après sa première cure l'a décidée à en faire une seconde. Cette dame prend de nouveau trente bains avec injections vaginales. A son départ, on constate que le fibrome a presque totalement disparu. Mme P... se considère comme guérie.

Observation XIX

Mlle Br..., de l'Isère, âgée de trente-cinq ans. A eu une ancienne métrite. Il lui reste de la leucorrhée et de *petits corps fibreux* dans l'utérus. Métrorrhagies. Difficulté pour marcher. Faiblesse générale. Le traitement consiste en la boisson d'un petit verre d'eau de Salins tous les matins à jeun, en un bain quotidien avec irrigations chaudes et en compresses d'eau concentrée sur le ventre. Au bout de quarante jours de cure, séparés par un intervalle d'une dizaine de jours, on constate une grande amélioration dans l'état de cette malade, qui n'a plus de pertes blanches ni de métrorrhagies. La malade est devenue beaucoup plus forte, elle peut faire quelques promenades sans fatigue. Les noyaux fibreux se sont en partie résorbés.

Observation XX

Mme Ch..., de la Côte-d'Or, âgée de trente-deux ans, vient à Salins pour une *tumeur fibreuse utérine*. Pas d'enfants. Anémie. Leucorrhée. Nervosisme. Constipation. Métrorrhagies. Traitement thermal. Boisson de l'eau de Brides à la dose de quatre à cinq verres. Bain de Salins quotidien avec injection vaginale chaude. Après vingt-cinq bains, Mme Ch..., se trouve mieux ; la leucorrhée a presque disparu, la tumeur a diminué de volume, l'état général s'est amélioré. Pendant trois ans, Mme Ch.. revient à Salins pour y compléter sa guérison, qui est maintenant absolue. Le volume de la tumeur est devenu insignifiant.

Observation XXI

Mme R..., de Paris, âgée de quarante-trois ans. A eu un enfant il y a vingt ans. A la suite de cet accouchement, il s'est déclaré une péritonite grave. Elle est maintenant atteinte d'un *fibrome utérin*. Cette tumeur, traitée par l'électricité par le Dr Chéron, a beaucoup diminué. Néanmoins elle est encore grosse comme une petite tête de fœtus. Les digestions sont difficiles. Palpitations de cœur. Nervosisme. Phénomènes de compression du côté de l'intestin. Métrorrhagies abondantes. Prescription: Bains de Salins, au début assez courts, puis de plus en plus prolongés. Irrigations vaginales chaudes dans le bain. Compresses d'eau de Salins concentrée sur le ventre, pendant la nuit.

Mme R... part après une cure de trente bains, très satisfaite de son traitement. Il y a en effet une grande amélioration soit au point de vue local, soit au point de vue général. Les métrorrhagies ont fait place à un écoulement inter-menstruel insignifiant. La tumeur a diminué de près de 6 centimètres.

Observation XXII

Mme B..., de la Nièvre, âgée de quarante-deux ans. Tempérament sanguin. Atteinte d'un *fibrome utérin* avec métrorrhagies. La circonférence du ventre est de 1 m. 12 centimètres ; cette dame est encore réglée. Fortement constipée. Traitement : un bain de Salins tous les jours avec injections vaginales très chaudes dans le bain. Compresses d'eau de Salins en application sur le ventre pendant la nuit ; un petit verre d'eau de Salins tous les matins. Tous les trois jours quelques verres d'eau de Brides pour combattre la constipation. Au bout de vingt-cinq jours de traitement cette dame nous quitte très satisfaite des eaux de Salins-Moutiers, qu'elle préfère à celles de Salins (Jura), où elle a fait trois saisons. Elle va en effet beaucoup mieux. Les métrorrhagies ont beaucoup diminué, les phénomènes de compression sont moins pénibles, la circonférence abdominale n'est plus que de 1 m. 05 centimètres. Mme B... se propose de revenir l'année prochaine.

OBSERVATION XXIII

Mme M..., de Paris, âgée de quarante-huit ans, est atteinte d'un *fibrome utérin* aussi volumineux qu'une tête d'enfant. Métrorrhagies fréquentes. Anémie profonde. Cette dame a encore ses règles, qui sont très abondantes. Phénomènes de compression du côté du rectum. Constipation pénible. Son traitement consiste en boisson d'eau de Salins à petite dose. Un grand bain tous les jours avec injections vaginales très chaudes. Quelques compresses d'eau salée la nuit en application sur le ventre. Mme M... part de Salins avec une grande amélioration; les métrorrhagies ont beaucoup diminué et les forces sont revenues. Cette dame est revenue à Salins pendant quatre années consécutives, chaque fois elle a éprouvé une nouvelle amélioration de son état par le traitement qu'elle y a suivi. A la fin de la quatrième saison, on constate que la tumeur est à peine de la grosseur d'une mandarine. L'état général est devenu excellent, les métrorrhagies, ainsi que les règles, ont cessé complètement. La malade est considérée comme guérie.

OBSERVATION XXIV

Mme D..., de Lyon, trente-trois ans. Tempérament lymphatique et nerveux. Atteinte depuis trois ans d'un *engorgement passif de l'utérus*, avec leucorrhée et relâchement des ligaments ronds Anémie Nervosisme Douleurs hypogastriques — constipation — *stérilité*. Prescription. Bains de Salins tous les jours. Douches ascendantes rectales d'eau de

Brides toús les deux jours. Après un traitemeht de vingt-cinq jours, Mme D... va beaucoup mieux ; la leucorrhée a beaucoup diminué, ainsi que les douleurs. Elle se sent plus forte et peut faire de longues marches sans fatigue. L'état général est excellent. Mme D... part très contente et un an après elle nous fait part de la naissance d'un bel enfant.

OBSERVATION XXV

Mme la comtesse G..., d'Italie, est une jeune femme lymphatique, âgée de vingt-sept ans, mariée depuis cinq ans et *sans enfants*. Légère métrite catarrhale, leucorrhée. Troubles dyspeptiques. Menstruation insuffisante. Prescription. Douches ascendantes d'eau de Brides pour combattre la constipation qui est habituelle. Bains de Salins avec douches vaginales à 48°. Au bout de vingt-cinq jours de traitement, la dyspepsie a disparu, les règles sont plus colorées et plus abondantes, les pertes blanches ont diminué ; l'état général est remarquablement amélioré. Mme G.. part avec son mari à la fin du mois d'août. L'année suivante elle nous fait part de la naissance d'un fils et de la reconnaissance immence qu'elle garde aux eaux de Salins.

OBSERVATION XXVI

Mme B..., de Genève, trente-un ans, lymphatique. *N'a point d'enfants*. Six ans de mariage. Souffre de douleurs lombaires. Leucorrhée Nervosisme Constipation Dyspepsie. Il y a un simple engorgement utérin. Prescription. Douches ascendantes d'eau de Brides tous les deux jours. Bains de Salins prolongés, avec irrigations vaginales chaudes. Douches froides pour calmer la surexitation nerveuse trois fois par semaine. Après trente jours de traitement, Mme B... part de Salins dans un état d'amélioration remarquable. Plus de douleurs lombaires, plus de pertes blanches, les forces sont revenues avec l'appétit. Quelques mois après le traitement est survenue une grossesse qui s'est terminée heureusement.

OBSERVATION XXVII

Mme P..., des environs de Lyon. Agée de vingt-six ans. Tempérament lymphatique et délicat. Cette jeune dame, mariée depuis trois ans, n'a *pas encore d'enfants*. Fausse couche quatre mois après son mariage. Faiblesse générale — Leucorrhée — Douleurs lombaires — Traitement. Boisson d'un verre à bordeaux d'eau de Salins chaque matin. Bains d'un quart d'heure pour commencer avec injection vaginale dans le bain, puis bains prolongés pendant trois quarts d'heure. On adjoint sur la fin de la cure quelques douches froides générales au traitement ci-dessus. Mme P... part beaucoup plus forte, ses douleurs lombaires ont disparu, sa leucorrhée s'est dissipée ; elle part très satisfaite de sa cure et l'année suivante à la même époque, elle nous fait part de la naissancs d'un fils.

CONCLUSIONS

I. — Les eaux de Salins-Moutiers sont chlorurées-sodiques fortes, carboniques et hyperthermales (36°).

II. — Elles agissent dans les affections utéro-ovariennes chroniques comme :

1° *Toniques* et *reconstituantes* en relevant la nutrition générale, en augmentant les échanges et surtout le taux de l'urée ;

2° *Résolutives*, en décongestionnant l'utérus, en opérant au niveau de la surface cutanée une révulsion eminemment favorable au dégorgement de l'organe malade, en dissolvant les produits pathologiques divers (exsudats, empâtements, brides) qui se forment si souvent autour de la matrice et des annexes.

III. — Indications :

1° GÉNÉRALES. — Les eaux de Salins conviennent d'une façon toute spéciale aux tempéraments torpides, aux femmes lymphatiques, scrofuleuses. Les femmes congestives et nerveuses bénéficient également largement du traitement par les eaux de Salins, à la condition qu'on associe à ces eaux celles de Brides et l'hydrothérapie.

2° PARTICULIÈRES. — Parmi les affections utérines qui sont justiciables des eaux de Salins, citons :

(A) *Les troubles de la menstruation* (Aménorrhée, Dysménorrhée), quand ceux-ci tiennent à une faiblesse générale, à l'atonie ou à l'inertie de l'utérus. La *leucorrhée*, quand celle-ci relève d'une maladie générale comme la chloro-anémie, ou d'affections diathésiques, comme la scrofule et l'herpés.

(B) La *métrite chronique* et la *subinvolution utérine* après l'accouchement. Les eaux de Salins modifient à la fois et l'état général, et l'état local.

(C) *Les phlegmasies péri-utérines* chroniques : Périmétro - salpingites, Annexites. Paramétrites. Déviations adhérentes, etc.

Les eaux de Salins déploient dans ces cas leurs merveilleuses propriétés résolutives.

(D) *Les fibromes de l'utérus.* Suppression presque constante des hémorrhagies et des douleurs après une saison de Salins. Diminution et souvent disparition de la tumeur par ce traitement hydrominéral, répété plusieurs années de suite.

(E) *La stérilité* quand elle ne reconnaît pas pour causes un défaut de développement, ou un vice de conformation des organes génitaux.

IV.—Contre-indication. — L'acuité de l'inflammation utérine est une contre-indication formelle de la cure par les eaux de Salins.

V. — L'eau de Salins prise en boisson à dose légère, les bains, les douches générales et surtout les irrigations vaginales, faites avec de l'eau salée à 48° ou 50°, constituent la partie la plus importante du traitement des affections gynécologiques. On associe souvent à l'eau de Salins celle de Brides prise en douches ascendantes rectales.